ÉTUDE

DE

PHYSIOLOGIE ET DE THÉRAPEUTIQUE

SUR LES

SELS DE PELLETIÉRINE

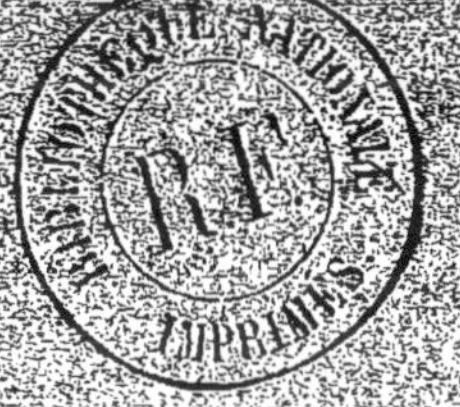

Je fais des vœux pour qu'on trouve et qu'on isole des plantes tænicides, un alcaloïde sûr, toujours identique, et qui permette d'agir autrement que nous ne pouvons le faire avec des écorces de grenadier dépourvues d'action, ou du kousso vieilli et à peu près inerte.

(LABOULBÈNE, *Bull. de thér.*, 1877, tome 92, p. 556).

PAR

FERNAND DE ROCHEMURE,
Docteur en médecine de la Faculté de Paris

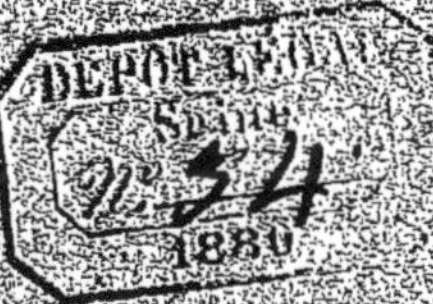

PARIS
OCTAVE DOIN, LIBRAIRE-ÉDITEUR
8, PLACE DE L'ODÉON, 8

1879

A NOS CHERS MAITRES

M. LABOULBÈNE

Professeur à la Faculté de médecine,
Médecin de l'hôpital de la Charité,
Membre de l'Académie de médecine.

M. LE DOCTEUR DUJARDIN-BEAUMETZ

Médecin de l'hôpital Saint-Antoine.

TABLE DES MATIERES

ÉTUDE

DE

PHYSIOLOGIE ET DE THÉRAPEUTIQUE

SUR LES

SELS DE PELLETIÉRINE

> Je fais des vœux pour qu'on trouve et qu'on isole des plantes tænicides, un alcaloïde sûr, toujours identique, et qui permette d'agir autrement que nous ne pouvons le faire avec des écorces de grenadier dépourvues d'action, ou du kousso vieilli et à peu près inerte.
>
> (LABOULBÈNE, *Bull. de thér.*, 1877, tome 92, p. 556.)

INTRODUCTION.

Le 30 mai 1878, le *Bulletin de Thérapeutique* (1) publiait les lignes suivantes : « D'après de récentes expériences, écrit M. Tanret, de Troyes, il résulte que l'écorce fraîche de grenadier (tiges) est héroïque comme tænifuge, tandis que sèche, elle a perdu en partie sa vertu. L'explication la plus naturelle de cette différence d'action peut être que le principe actif du grenadier doit être fort altérable ; mais les travaux sur le grenadier, parus jusqu'à ce jour, n'y spécifient

(1) M. Marty. Bull. thérapeutique, n° 28, février au 15 mai 1878.

aucun corps de cette nature. J'ai entrepris des recherches dans cette voie, et j'ai été assez heureux pour rencontrer un alcaloïde volatil dans l'écorce de grenadier (tige, racine). En l'honneur du savant qui a le plus contribué à l'histoire des alcaloïdes je propose d'appeler *Pelletiérine*, ce nouvel alcaloïde retiré du grenadier. »

C'est ainsi que le monde médical apprit l'heureuse nouvelle que l'alcaloïde de l'écorce du grenadier venait enfin d'être découvert.

Avant M. Tanret, que d'analyses infructueuses ! que d'expériences incertaines ! On pressentait bien un principe dans cette écorce ; mais l'isoler, c'était une toute autre affaire.

Il était réservé au pharmacien distingué de Troyes, qui a déjà enrichi la thérapeutique de plusieurs autres alcaloïdes importants, de faire cette découverte, précieuse entre toutes ! Elle est, pour la matière médicale, une conquête des plus utiles, lui donnant enfin un tænifuge fidèle, d'un usage facile, également efficace à toutes heures, en tous lieux, et quelque soit son âge et son origine. L'académie s'est vivement intéressée à la naissance de ce nouvel alcaloïde. Elle a couronné les travaux de M. Tanret, comme elle couronna jadis ceux de ces illustres savants dont on ne peut rappeler les noms sans les saluer : Sertürner (2), Pelletier et Caventou (3).

Tout d'abord la pelletiérine fut accueillie avec un peu

(1) Prix Barbier.
(2) Pour son travail sur la *Morphine* (1817).
(3) Pour leurs travaux sur la *Stryehnine* et la *Quinine* (1820).

de méfiance. Il était évident que quelques données fournies par M. Tanret, n'étaient pas encore suffisantes pour faire la conviction.

C'est surtout dans le service de M. le docteur Dujardin-Beaumetz que de nouvelles expériences furent instituées ; et pour le dire sans retard, elles ont pleinement justifié les espérances du savant pharmacien de Troyes.

Attaché au service de M. Dujardin-Beaumetz, notre maître a bien voulu nous confier le soin d'étudier à nouveau et tout particulièrement la pelletiérine.

Le travail que nous publions aujourd'hui, n'est qu'un résumé très sommaire de nos études sur ce nouvel alcaloïde.

Après avoir rappelé en quelques mots l'histoire médicale de l'écorce du grenadier, et comment on peut en extraire le principe actif, nous exposerons les phenomènes physiologiques que nous avons pu observer tant sur l'homme que sur les animaux, mis sous l'influence de doses croissantes de pelletiérine. Nous montrerons ensuite les résultats que nous avons obtenus de l'usage de cet alcaloïde comme tænifuge. Nous dirons, enfin, en nous fondant sur ses propriétés physiologiques et thérapeutiques suffisamment mises en lumière, quel est le meilleur mode d'administration de ce médicament et quelles conditions le malade doit remplir pour en tirer le plus grand profit.

Mais, avant tout, qu'il nous soit permis de demander, pour ces premiers essais, toute l'indulgence qui rassure et fortifie.

Qu'on nous permette encore d'adresser tous nos remercîments à notre si bienveillant maître M. le docteur Dujardin-Beaumetz. Il nous a non seulement inspiré ce sujet d'étude, si plein de nouveauté, mais encore, il a dirigé nos recherches par d'incessants conseils, et soutenu nos efforts par de précieux encouragements.

Qu'il veuille bien recevoir ici, pour tout l'intérêt qu'il nous a témoigné, avec la dédicace de cette travail, l'expression publique de notre vive et bien sincère gratitude.

HISTORIQUE.

Le grenadier n'est assurément pas un médicament nouveau. Ses vertus anthelminthiques sont connues depuis la plus haute antiquité. Son usage était vulgaire au temps de Caton le Censeur (1) ; et Pline (2), Dioscoride (3), Marcellus Empiricus (4) assurent dans leurs ouvrages que les médecins de leur époque tiraient de la racine, des feuilles, des fruits même de cet arbre un remède puissant contre les parasites intestinaux.

Cependant, à cette époque reculée, ce médicament, si répandu qu'il fût en quelque pays, ne paraît pas avoir été fort en usage dans le nôtre. Dans les temps modernes même il n'a pas joui d'une plus grande faveur.

C'est à peine si Lecler (5) et Andry (6) le mentionnent.

Il est difficile de s'expliquer un pareil oubli (7). Le fait d'avoir été vanté par Dioscoride n'y serait peut-être pas étranger. « Il y a, dit Mérat (8), dans les ouvrages de ce médecin

(1) Cato. De re rustica, cap. CXXVI, fruit macéré dans le vin.

(2) Pline. Liv. XXIII, § 60. La décoction de racine tue le tænia.

(3) Dioscoride. Liv. II, cap. 151, traduction de Dupinet. « La décoction de racine de grenadier, prise en breuvage, tue les vers larges du corps, et les fait sortir. »

(4) Marcellus. Cap. XXVIII, p. 373. Le suc de la racine, la décoction des feuilles contre le tænia.

(5) Lecler. P. 409-436. Ecorce de racine.

(6) Andry. P. 612-613. Fruit écorce.

(7) Mathiole qui a commenté Dioscoride, à l'article grenadier, ne parle nullement de son emploi médical. Murray, à l'article punica de son apparatus medicaminum, le plus savant ouvrage de matière médicale, n'en parle pas davantage.

(8) Mérat (F.-V.). Du tænia et de sa cure par l'écorce de racine de grenadier.

grec, des indications si ridicules, si erronées sur d'autres médicaments, qu'il avait perdu tout espèce de crédit. »

Quoi qu'il en soit, il faut traverser plusieurs siècles et arriver jusqu'en 1823 pour voir le grenadier prendre place dans notre thérapeutique. C'est un médecin portugais, le docteur Gomez (1) qui, le premier, nous fit connaître dans un mémoire important traduit en France par Mérat, et publié en 1823 dans le Journal complémentaire, toute l'efficacité de l'écorce de la racine de grenadier dans le traitement de tænia.

Le docteur Gomez n'entendit pas alors proposer à ses contemporains un tænifuge nouveau. Si, depuis fort longtemps déjà, dans l'Europe occidentale, les propriétés vermifuges de l'écorce de grenadier étaient tombées dans le plus complet oubli, il n'en était pas de même dans les Indes où, de temps immémorial, le grenadier jouissait d'une très grande et très légitime vogue.

Au commencement de ce siècle, quelques médecins du Bengale (2) publièrent sur ce sujet, dans les journaux britanniques, plusieurs observations qui furent diversement remarquées. Mais elles frappèrent surtout le médecin portugais, Gomez, qui en fit le point de départ d'études fort intéressantes, lesquelles obtinrent en France, aussitôt qu'elles furent connues, un incontestable succès.

C'est ainsi que l'écorce de grenadier, vicissitude médicale ! après avoir été si fort prisée de la Rome antique, si

(1) Gomez. Mem. sobre a virtude tænifuga de romero (grenadier) com observ. par Gomes. Lisboa, 1822. 14 observ. de succès plus ou moins complet.

(2) Francis Buchanan. Indian Cure of tape worm. Edinb. med. surg. Journ., vol. III, p. 22, 1807.

Adam Burt. 1814, dans même journal.

Dr Breton. 1821, In med. chir. transact. of London, vol. XI, p. 301.

longtemps méconnue des médecins modernes, nous est aujourd'hui revenue plus estimée que jamais, des bords lointains du Gange !

Les travaux qui furent publiés après ceux de Gomez et de Mérat, son traducteur, ne firent que confirmer les vertus anthelminthiques de l'écorce du grenadier.

On disputa beaucoup sur la forme du médicament. Quelle partie de l'écorce de grenadier fallait-il employer ? Celle du fruit, de la tige, de la racine ? l'écorce fraîche valait-elle mieux que l'écorce sèche? la macération, la décoction étaient-elles préférables à l'extrait aqueux et alcoolique? Ce sont là autant de questions qui ont été diversement résolues.

Disons seulement que la décoction de racine fraîche (1) nous paraît l'avoir emporté sur l'extrait aqueux et alcoolique (2). Dernièrement encore, entre les mains du professeur Laboulbène, qui en a donné de très judicieuses règles, cette méthode, la décoction, a pris une nouvelle importance, et que n'ont fait que grandir depuis ses nombreux et incontestables succès (3).

Telle était la faveur dont jouissait la décoction de racine de grenadier, quand M. Tanret annonça sa précieuse découverte.

La suite de ce travail montrera que la pelletiérine doit, désormais, prendre la place de l'écorce dont on l'extrait. Indépendamment de la facilité avec laquelle elle s'administre, elle a une action plus certaine.

L'alcaloïde, à coup sûr, pas plus que la décoction de l'écorce de grenadier, n'est un remède héroïque contre les tæ-

(1) Méthode du Dr Bourgoise.
(2) Méthode du Dr Deslandes.
(3) Voyez Marty. Bull. de thérap., du 28 fév. 1878 au 15 mai.

nias; les remèdes héroïques ne sont pas communs. Mais nous nous flattons de montrer que nous possédons aujourd'hui dans cet alcaloïde un agent de beaucoup supérieur à tous ceux employés jusqu'à ce jour contre les parasites intestinaux.

Mais, auparavant, disons comment il se prépare.

PRÉPARATION DES SELS DE PELLETIÉRINE

Dans sa première note à l'Académie des Sciences, M. Tanret annonçait la découverte dans le grenadier, d'un seul alcaloïde liquide et volatil ; mais, en poursuivant ces recherches, il a reconnu que la pelletiérine s'y trouve accompagnée de trois autres alcaloïdes volatils. « C'est, dit-il, l'étude de l'un d'eux, ou la méthode, qui permet d'isoler les quatre alcaloïdes du grenadier, que je demande à l'Académie la permission de lui exposer aujourd'hui.

1° Si après l'avoir mélangée à un lait de chaux, on traîte par l'eau la poudre d'écorce de grenadier, puis qu'on agite les liqueurs avec du chloroforme et ce dernier avec un acide étendu, employé en quantité strictement suffisante, on obtient une solution qui, selon la provenance de l'écorce, est soit lévogyre, soit dextrogyre, soit même inactive, ce qui indique qu'on a affaire à un mélange d'alcaloïde à pouvoir rotatoire différent et en proportions variées. Pour les séparer, on agite leur solution saline avec un excès de bicarbonate de soude et l'on sature d'acide carbonique.

2° On agite alors avec du chloroforme, puis celui-ci est à son tour agité avec de l'acide sulfurique étendu. Or cette dernière liqueur est dextrogyre ; elle contient, à l'état de sulfate, un alcali dextrogyre et un alcali solide inactif. En répétant le même traitement sur la liqueur primitive, mais en employant cette fois la soude caustique, on obtient une solution lévogyre. Celle-ci est mise à évaporer sur l'acide sulfurique, puis quand le résidu est à peu près sec, on l'abandonne à l'air, étalé sur des doubles de papier brouillard. Comme cette masse cristalline est très hygrométrique, le papier est bientôt pénétré de sulfate incristallisable et déliquescent d'un alcaloïde liquide inactif, tandis que les cristaux blancs qui restent, constituent le sulfate d'un alcaloïde liquide lévogyre. Ce sulfate possède un pouvoir rotatoire de $(\alpha_\gamma) = -30$ degrés.

Ainsi, il y a dans le grenadier deux alcaloïdes qui sont déplacés de leurs sels par le bicarbonate de soude, et deux qui ne le sont pas. Des deux premiers, l'un est liquide et dextrogyre, l'autre cristallisé et inactif ; des deux derniers qui sont liquides, l'un est inactif, l'autre lévogyre. Le lévogyre domine dans les tiges, le dextrogyre dans les racines.

3° *Préparation de l'alcali cristallisé.* — On traite l'écorce de grenadier comme il a été dit plus haut, puis on décompose par un alcali la solution dextrogyre et l'on agite avec du chloroforme. Celui-ci, par évaporation, abandonne l'alcali cristallisé souillé de l'alcali liquide qui l'accompagnait. On n'a plus qu'à le purifier par expression et plusieurs cristallisations dans le chloroforme ou l'éther. On en retire par kilogramme d'écorces sèches de 30 à 60 centigrammes.

4° *Composition.* — Obtenus par évaporisation de leur solution aqueuse, les cristaux de ce corps contiennent les équivalents d'eau qu'ils perdent en s'effleurissant dans un air sec. Leur composition est représentée par la formule $C^{18}H^{15}AzO^{2}4HO$.

En prenant les précautions nécessitées par la légère volatilité de l'alcali, j'ai trouvé, pour la perte de poids des cristaux sur l'acide sulfurique, 19,20 pour 100. Le calcul indique 19,047. Les analyses de l'alcali ont conduit aux résultats suivants (1) :

Le chloroplatinate a été analysé après avoir été desséché

à 110 degrés. La formule $C^{18}H^{15}AzO^2$, HCl, Cl^2Pt exige 27,437 pour 100 de platine : on a trouvé 27,57 et 27,49.

5° *Propriétés physiques.* — Les cristaux de l'alcali hydraté sont des prismes droits qui atteignent jusqu'à 2 centimètres de longeur. Quand on le chauffe, il perd son eau de cristallisation et fond à 46 degrés ; il peut ensuite être amené à 37 degrés sans se solidifier ; il bout à 246 degrés. Il est déjà odorant et légèrement volatil à froid. Il est très soluble dans l'alcool, le chloroforme, l'eau (2,5 parties à 10 degrés), l'éther (9 parties à 10 degrés). Le chloroforme l'enlève presque entièrement à la solution aqueuse ; mais avec l'éther, il s'établit un partage tel que, pour poids égaux de ces deux dissolvants, l'eau contient 0,9 d'alcali et l'éther 0,1. Il est sans action sur la lumière polarisée.

6° *Propriétés chimiques et sels.* — La réaction de cet alcaloïde est fortement alcaline. C'est une base énergique qui déplace même l'ammoniaque de ses sels.

Elle ne précipite pas les sels de magnésie, mais elle précipite l'alumine (de sulfate), la baryte et la chaux. Un excès d'alcali ne redissout pas les précipités, pas plus que ceux qu'elle forme dans les solutions des métaux proprement dits.

Il donne toutes les réactions des alcaloïdes, et comme la pelletiérine, avec l'acide sulfurique et le bichromate de potasse, il produit une coloration verte très intense.

Les sels de cet alcali sont cristallisés. Le chlorhydrate cristallise en rhomboèdres ; il est anhydre et a pour fors mule : $C^{18}H^{15}AzO^2$, HCl ; il se dissout dans son poid- d'eau à 10 degrés. Le sulfate a pour formule :

$$C^{18}H^{15}AzO^2, HO, SO^3, 4HO ;$$

à l'étuve ou sur l'acide sulfurique il perd 4HO ; il est soluble dans moins de deux fois son poids d'eau à 10 degrés. Le chloroplatinate cristallise en fines aiguilles d'un jaune rougeâtre; il a pour formule :

$$C^{16} H^{15} AzO^{2}, HCl, Cl^{2} Pt.$$

Quant au nom à donner à cet alcali, je crois devoir le réserver jusqu'à ce que j'aie terminé l'étude de ceux qui l'accompagnent dans le grenadier (1).

Ajoutons que M. Tanret a désigné provisoirement les quatre alcaloïdes qu'il a découverts sous les lettres grecques $\alpha, \beta, \gamma, \delta$.

Ainsi α est le sulfate incristallisable inactif sur la lumière polarisée;

β le sulfate de lévogyre;

γ le sulfate cristallisé, inactif sur la lumière polarisée.

δ le sulfate dextrogyre.

Quant au tannate de pelletiérine, ce n'est pas pour M. Tanret un sel défini; c'est par abréviation qu'il désigne ainsi une préparation qui serait plus justement appelée du sulfate de pelletiérine additionné de tannin. La quantité théorique de tannin nécessaire pour former un vrai tannate serait égale à trois fois la quantité de sulfate employé. Or une telle préparation, de l'avis des médecins les plus autorisés, serait d'une administration difficile. C'est pour ce motif que M. Tanret a renoncé à former un vrai sel de tannate de pelletiérine; et il ne faut pas perdre de vue que la préparation que donne M. Tanret : c'est du sulfate de pelletiérine additionné de tannin; exemple : 0,40 centigrammes de sulfate pour 0,50 centigrammes de tannin.

Abordons immédiatement notre étude physiologique.

(1) Bulletin de thérapeutique, tome XCVI.

PHYSIOLOGIE DE LA PELLETIÉRINE.

La pelletiérine est un agent toxique exerçant sur l'homme et les animaux, des effets variables, en rapport avec les diverses doses introduites dans l'organisme.

Comme pour la plupart des poisons, il est difficile de saisir le mécanisme de son action intime, pouvant donner une explication indiscutable de tous les phénomènes observés.

Aussi, allons-nous tout simplement exposer les faits dont nous avons été témoin. En terminant, toutefois, si on veut bien nous le permettre, nous dirons notre pensée sur cet alcaloïde, mais avec toutes les réserves que comportent des études encore si nouvelles et nécessairement incomplètes.

Nos premières expériences ont été instituées sur les animaux, d'abord les plus inférieurs, puis sur ceux qui sont pourvus d'une organisation plus élevée. Nous n'avons mis l'homme à l'épreuve qu'en dernier lieu.

Nous allons suivre le même ordre dans le développement de ces études physiologiques, nous conformant à la vieille méthode baconienne, qui veut qu'on monte du connu à l'inconnu, du simple au composé.

Ainsi nous exposerons les faits observés chez les sangsues, chez les grenouilles, chez les lapins, puis enfin chez l'homme.

Il ne faut point oublier que ces études ont été entreprises dans un but bien défini : celui de nous expliquer l'action thérapeutique de l'alcaloïde de grenadier jusqu'à ce jour inconnu. Nous avons dès lors borné nos investigations aux deux points suivants :

I. Quels sont les phénomènes observés chez les animaux et chez l'homme, mis sous l'influence de doses croissantes de pelletiérine ?

II. Sur quel tissu s'exerce principalement l'action toxique de cet alcaloïde ?

Nous avons varié nos expériences autant que possible afin que, par la constance des phénomènes observés, nous pussions nous faire une opinion légitime sur la pelletiérine.

M. Jaillet, interne en pharmacie, a bien voulu joindre ses efforts aux nôtres, et nous faire bénéficier de ses connaissances étendues, et dans les observations que nous avons recueillies, et dans l'interprétation que nous avons cru devoir leur donner au point de vue physiologique. Qu'il nous permette de lui adresser tous nos remerciements.

I. — Phénomènes observés chez les sangsues pelletiérinées.

Dès le début nous avons institué des expériences sur des helminthes, à la famille desquels appartiennent les tænias. Notre choix s'est arrêté sur la sangsue, parce que cet animal possède un appareil de locomotion qui lui est commun avec certains entozoaires. Chacun sait, en effet, que la sangsue progresse, se fixe, se déplace aux moyens de ventouses. Il en est de même pour le tænia.

On le comprend, ces expériences devaient être fort instructives ; elles ont mis sous nos yeux les phénomènes qui doivent s'accomplir dans l'intestin même quand, pour en chasser le parasite, on prescrit la pelletiérine.

Voici quelques-unes de ces expériences que nous devons surtout à l'obligeance de M. Jaillet qui avait bien voulu s'en charger. Elles ont d'ailleurs été reprises par M. Dujardin Beaumetz, en présence de ses élèves; et elles ont toujours donné les mêmes résultats.

1. Pelletiérine α (Incristallisable et inactive à la lumière polarisée).
10 juin 1879.

Dans une solution de pelletiérine α et représentant 0,10 cg. de sel pour 50 centim. cubes d'eau distillée, autrement dit 2 gr. 1,000; je plonge une sangsue très-vigoureuse à 2 h. 3 minutes. A peine immergée, la sangsue fait effort pour sortir du liquide; mais bientôt ses mouvements deviennent de plus en plus lents. Après sept minutes, ses ventouses ne s'attachent plus aux parois du vase, mais l'animal continue à se mouvoir lentement. A 2 h. 18 minutes, c'est-à-dire un quart d'heure après l'immersion, la ventouse caudale s'attache au vase et la sangsue parvient à se redresser sur ce point d'appui; mais presque aussitôt elle retombe, et la tête pendante elle exécute des mouvements ondulatoires qui durent deux minutes. A 2 h. 22, la sangsue n'a plus le moindre mouvement; cependant la ventouse caudale est adhérente aux parois du vase.

Après vingt-minutes d'immersion, la sangsue ne donnant plus aucun signe de vie, je la retire de la solution toxique, sans éprouver la moindre résistance de la part de sa ventouse. Je la place sous un filet d'eau, après quoi je la laisse dans un vase contenant de l'eau pure jusqu'au lendemain matin.

En résumé, il a fallu vingt minutes pour faire perdre à la sangsue le pouvoir de s'attacher par sa ventouse caudale, et anéantir tous ses mouvements; quant à la ventouse buccale elle avait perdu tout pouvoir cinq minutes après l'immersion. Le lendemain matin, la sangsue se meut légèrement.

A 12 heures, la ventouse caudale peut s'attacher aux parois du vase.

2. Pelletiérine β (Alcali cristallisé lévogyre).

La solution est faite comme précédemment (2/1,000).

La sangsue est plongée dans cette solution à 1 h. moins 5. On observe les mêmes efforts pour sortir du liquide. Après une mi-

-nute d'immersion la ventouse caudale ne peut plus s'attacher, et déjà, quelques instants auparavant, la ventouse buccale, était sans action. Alors la sangsue nage, c'est-à-dire, exécute des mouvements ondulés particuliers qui lui permettent de rester à la surface du liquide.

Dexx minutes après l'immersion, elle ne peut plus continuer ses ondulations, et tombe au fond du vase.

On remarque encore quelques mouvements qui deviennent de plus en plus lents.

A 1 h. 10, soit après un quart d'heure de séjour dans la solution, la sangsue est sans mouvements.

Je la retire de la solution, et en la lavant sous un filet d'eau, je sens encore sous les doigts quelques mouvements. Mais à peine plongée dans l'eau pure, la sangsue devient immobile. Son corps est roulé en spirale; ses deux ventouses sont contractées et présentent l'aspect d'un entonnoir.

En résumé, il a fallu deux minutes pour retirer à la sangsue ses moyens d'attache, et un quart d'heure pour anéantir tous ses mouvements.

Le lendemain matin, la sangsue ne donne plus aucun signe de vie.

3. Pelletiérine γ (Alcali cristallisé, inactif à la lumière polarisée).

Solution comme précédemment (2/1,000).

La sangsue s'attache au vase par sa ventouse caudale; elle est entièrement plongée dans la solution. Elle ne fait pas grands mouvements; cependant on remarque des ondulations de la tête qui indiquent peut-être le malaise dans lequel elle se trouve. La bouche est en bec de flûte et ne cherche plus à s'attacher aux parois du vase.

Après quelques minutes, la ventouse caudale est solidement fixée; le corps et la tête exécutent des mouvements qui deviennent de plus en plus lents.

Après vingt minutes d'immersion, les mouvements sont anéantis; mais la ventouse caudale a une certaine action; car je la détache avec un petit effort. La sangsue remue encore un peu, mais ne parvient plus à s'attacher au vase.

Après une demi-heure d'immersion elle est retirée de la solution et après un léger lavage elle est mise dans l'eau pure.

On remarque alors que cette sangsue est comme bosselée ; elle ne donne plus signe de vie. C'est la seule des quatre sangsues qui ne soit pas roulée en spirale sur elle-même. Au contraire, elle paraît rigide et toute droite.

Il a fallu une demi-heure pour immobiliser cette sangsue, et plus de vingt minutes pour l'empêcher de se servir de sa ventouse caudale. Quant à la ventouse buccale, elle ne s'attachait plus quelques minutes après l'immersion.

Le lendemain matin, la sangsue paraît n'avoir éprouvé aucune intoxication ; elle sort du liquide, et ses ventouses fonctionnent fort bien.

4. Pelletiérine δ (Alcali cristallisé et dextrogyre).

Solution comme précédemment (2/1,000).

A peine plongée, la sangsue fait beaucoup de mouvements pour sortir du liquide.

Après cinq minutes, la ventouse caudale s'attache aux parois du vase et le corps de la sangsue exécute des mouvements cadencés. Déjà la ventouse buccale ne peut plus s'attacher au vase, et alors la tête s'enroule en spirale sur le corps ; et on observe de plus de véritables contractions.

Quatre minutes plus tard, la ventouse caudale abandonne le vase et la sangsue tombe au fond sans mouvements. Elle est roulée en spirale.

Je la retire alors du vase, et l'ayant lavée, je la mets dans un vase contenant de l'eau pure.

En résumé, il a fallu neuf minutes pour enlever à la sangsue le pouvoir de s'attacher par sa ventouse caudale. Quant à la ventouse buccale, en cinq minutes elle avait perdu son action.

Les mouvements ont été anéantis après dix minutes.

Le lendemain matin, cette sangsue est très vivace et se sert fort bien de ses ventouses.

M. Jaillet a bien voulu nous communiquer, en outre, deux observations prises sur des têtards. Les voici :

5. Pelletiérine α (Solution au 2/1000, 0,10 centigrammes de sel pour 50 grammes d'eau distillée).

A 2 h. 17 minutes (11 juin 1879). Le têtard est mis dans la solution ; ses mouvements ne sont pas trop désordonnés mais ils se ralentissent de plus en plus.

Après sept minutes, il ne fait plus de mouvements — il est remis dans l'eau pure — quelques instants après, il reprend des mouvements presque convulsifs.

Le petit têtard vit encore très bien après plusieurs jours.

6. Pelletiérine β (Même solution).

Le têtard est mis dans la solution à 1 h. 1/2, il ne fait pas de mouvements désordonnés. Après trois minutes il n'a presque plus la force de remonter à la surface.

Les petites pattes, qui sont formées, sont contractées de temps en temps d'une manière convulsive; mais le petit animal ne semble pas trop immobilisé par le médicament. Après sept minutes d'immersion, il est retiré et mis dans l'eau pure, il continue à nager comme s'il n'avait rien éprouvé.

Le lendemain le têtard vit encore, mais paraît bien fatigué. Le surlendemain il est trouvé mort.

Ces expériences si intéressantes ont été renouvelées bien souvent soit par M. Jaillet lui-même, soit par M. Dujardin-Beaumetz, et elles ont donné, avons nous déjà dit, des résultats à peu près identiques.

Elles nous montrent la puissance toxique de chacun des sels de pelletiérine. Tandis que les alcaloïdes γ et δ paralysent les mouvements de l'helminthe sans le tuer ; tandis que l'alcaloïde α, plus énergique, le paralyse plus longtemps sans le tuer toujours ; l'alcaloïde β paralyse et tue très rapidement et à coup sûr l'helminthe plongé dans sa solution. Il en est de même pour les têtards.

Si on veut reproduire ces expériences comparatives, et

même toutes celles qui suivent, nous conseillons l'usage d'alcaloïdes préparés et dissous à la même date. Ces alcalis sont, en effet, volatils ; de plus, après un temps variable, il se forme dans les solutions certains dépôts de cryptogames ; deux conditions peu favorables à la longue conservation des solutions de pelletiérine,

On a proposé, il est vrai, pour empêcher la formation de ces dépôts, de dissoudre les sels, non plus dans l'eau distillée, mais dans l'eau distillée de laurier-cerise. Rien de mieux à coup sûr ; mais M. Jaillet nous a entretenu de certaines expériences qu'il a déjà faites, et qu'il se propose de poursuivre ultérieurement, d'après lesquelles l'eau de laurier-cerise aurait le grave inconvénient d'amoindrir les vertus toxiques des alcaloïdes du grenadier.

C'est ainsi que l'alcaloïde β si meurtrier pour les sangsues et les têtards, ne le serait plus autant quand il est dissous dans l'eau de laurier-cerise.

Quoi qu'il en soit, les sels de pelletiérine, pour être dissous dans l'eau de laurier-cerise, n'en seraient pas moins volatils, et pour ce motif, nous engageons à ne faire usage que de solution récente, ayant la même date.

De la sorte, les expériences seront vraiment comparables les unes aux autres ; et les divergences qui avaient été tout d'abord signalées, disparaitront d'elles-mêmes.

Ajoutons, en terminant, qu'il résulte des précédentes observations, que le sel le plus toxique est le sulfate de pelletiérine β. C'est là un fait dont l'importance ne saurait échapper.

II. — Phénomènes physiologiques observés chez les grenouilles.

Les phénomènes d'intoxication que présentent les grenouilles à la suite d'une injection sous-cutanée de pelletiérine sont beaucoup plus nets. Ces animaux ont une organisation supérieure aux sangsues, et leurs différents appareils étant distincts et mieux conformés, il est possible de se rendre un compte plus exact des troubles fonctionnels que la pelletiérine détermine chez un animal. Voici quelques-unes de ces observations avec les détails les plus intéressants :

7. Le 4 juin 1879, à 10 h. 1/2, en présence de M. Tanret, M. Dujardin-Beaumetz injecte dans la cuisse droite d'une grenouille 1 gr. d'une solution de pelletiérine au 10e ; presque aussitôt, le membre dans lequel est fait l'injection est frappé de paralysie ainsi que tout le côté correspondant ; l'autre moitié du corps, au contraire, éprouve des contractions répétées. Avant de devenir complètement inanimé, l'animal éprouve, du côté gauche, des contractions multipliées. La colonne vertébrale est rigide, courbée, la tête relevée. Les pupilles se contractent ; tous les muscles abdominaux sont contractés, le ventre est rentré. Puis, à 10 h. 3/4, survient le relâchement de tous les muscles. Le sang continue à circuler mais lentement à travers la membrane interdigitale.

A 1 h. 1/2, les membres sont rigides et le cœur a cessé de battre. L'examen microscopique montre les globules sanguins immobilisés dans les capillaires.

Voici une autre observation, due à M. Jaillet, et qui met bien en relief les éléments principaux de l'intoxication.

8. A 2 heures injection sous-cutanée de 30 gouttes de pelletiérine (solution au 10e) dans la cuisse gauche d'une grenouille. Aucune

perte de liquide. Au même instant l'animal tombe foudroyé; on le croirait mort. Cependant après dix minutes, il reprend quelques mouvements ; toutefois le membre inférieur gauche reste inanimé et rigide. Placée sur la table, la grenouille a les reins courbés, la tête relevée; tous les muscles sont contractés; la pupille est très-petite.

A 2 h. 1/4 l'animal ne se meut plus; la mâchoire est contractée; après plusieurs tentatives, elle est ouverte avec quelque violence. Tout le côté droit est paralysé ; les membres se meuvent facilement, mais, quand on les abandonne, ils retombent complètement inertes. Tout le côté gauche, au contraire, est contracté, surtout la jambe; l'articulation de la hanche gauche cède difficilement.

L'examen microscopique montre que l'animal n'a pas cessé de vivre. A travers la membrane interdigitale la circulation capillaire se fait bien. Après quarante minutes, les globules de sang se succèdent avec moins de rapidité ; il semble aussi que le poison agit sur le cœur.

A 3 heures, la circulation continue encore, mais elle est fort lente.

A 3 h. 1/2, on ne voit plus de circulation capillaire dans la membrane interdigitale.

A 4 heures, le cœur est mis à nu, il se contracte encore et donne 30 pulsations à la minute.

A 6 heures, le cœur a cessé de battre.

Les deux expériences qui précèdent ont été faites avec l'alcaloïde α. Celles qui suivent ont été faites par M. Dujardin-Beaumetz lui-même; elles mettent en relief la valeur toxique de chacun des alcaloïdes α, β, γ, δ. Les voici sommairement :

9. — **Injection dans la cuisse droite d'une grenouille, de cinq gouttes de sulfate de pelletiérine α. Solution au 10e.**

Cinq minutes après, contraction manifeste de tout le corps; raideur tétanique du tronc; tremblement fibrillaire. La jambe droite, côté de l'injection, est entièrement paralysée. Deux minutes plus tard, la grenouille, sans mouvement, paraît morte.

10. — Injection dans la cuisse droite d'une grenouille, de cinq gouttes de pelletiérine β. Solution au 10e.

Immédiatement après, paralysie de toute la jambe droite; presque aussitôt, contracture généralisée suivie quelques instants après d'une résolution complète de tous les membres. En une ou deux minutes la grenouille paraît morte.

11. — Injection dans la cuisse droite d'une grenouille de cinq gouttes de pelletiérine γ. Solution au 10e.

Au bout de dix minutes, convulsions, contracture, la grenouille baille. Quinze minutes après, la paralysie limitée jusque-là à la jambe droite, (côté de l'injection,) s'étend à tous les membres. La grenouille semble morte.

12. — Injection de la cuisse droite d'une grenouille de cinq gouttes de pelletiérine δ. Solution au 10e.

Après douze minutes, paralysie faible; après quinze minutes, remue encore; après vingt minutes, quelques mouvements de déglutition; après vingt-cinq minutes, paralysie complète de tous les membres.

Au bout d'un temps variable, ces quatre grenouilles sont mortes.

Ces expériences nous apprennent que c'est encore l'alcaloïde β, qui est le plus actif; puis vient l'α, le γ et le δ.

Elles nous montrent aussi que les phénomènes d'intoxication sont à peu près les mêmes : après une exaltation des puissances motrices, survient un épuisement complet, définitif; seulement la manifestation de ces phénomènes suit de très-près l'injection de pelletiérine β, tandis qu'elle est de plus en plus tardive après une injection de pelletiérine α, γ, δ.

Nous avons également remarqué que l'alcaloïde β donne plutôt lieu à de la contracture qu'à des convulsions. Ce qui indique une puissance toxique beaucoup plus grande.

La paralysie immédiate qui frappe le membre où l'on a fait l'injection a été constante dans toutes nos expériences, et ce membre peut être aussi bien le membre supérieur que l'inférieur. Bien plus, nous avons toujours observé que les membres les premiers paralysés, bien que n'étant pas directement intéressés par la piqûre, étaient ceux au voisinage desquels on pratiquait l'injection. Ainsi, si l'on injectait le poison sous la peau du dos, au niveau des omoplates, c'est le train antérieur qui commençait le premier à ressentir les effets de l'agent toxique.

Les expériences qui précèdent nous montrent des grenouilles succombant aux progrès d'une paralysie envahissant même le cœur.

La pelletiérine est-elle donc, dans tous les cas, pour la grenouille, un poison mortel? en un mot, existe-t-il une dose qui, tout en étant toxique, n'entraîne pas nécessairement la mort d'une grenouille?

Voici une observation que nous avons prise avec beaucoup de soin, et qui va répondre à la question.

13. A 5 heures du soir, injection dans la cuisse gauche d'une grenouille, d'une demi-goutte d'une solution de sulfate de pelletiérine β au 10e.

5 h. 5. La grenouille saute bien, pas de paralysies du membre injecté ; de temps en temps elle passe la patte sur ses yeux, comme pour enlever quelque chose ; pas de convulsions, ni contracture.

5 h. 1/4. La grenouille saute encore, mais les membres postérieurs ne sont pas assurés ; elle les ramène dans la flexion après avoir sauté, mais en tremblotant. La cuisse injectée est légèrement traînante; les mouvements de déglutition s'exécutent bien, quoique plus fréquents.

5 h. 20. La cuisse injectée se paralyse; malgré tous ses efforts la grenouille ne peut la ramener dans la flexion quand elle est étendue. La cuisse opposée fonctionne bien; mais ses mouvements sont tremblotants. Déglutition irrégulière, œil vif; sensibilité conservée sur tous les points.

5 h. 30. Même état; la cuisse injectée, bien que paralysée, s'agite quand on la pince.

5 h. 40. La grenouille mise sur le dos, n'a plus la force de se retourner, la paralysie semble envahir tous les membres. Mais si on la pince en un point quelconque, les deux membres postérieurs se contractent vivement. Mouvements de déglutition rares. Les yeux sont alternativement ouverts et clos, et restent dans l'intervalle demi-clos. Le thorax exécute quelques mouvements. La cornée est sensible.

5 h. 3/4. Attitude affaissée; mais mouvements de fuite énergiques à la moindre irritation.

6 heures. Après un quart d'heure de repos, on pince l'extrémité de l'un des membres inférieurs; la grenouille fait deux ou trois sauts; mais après ces quelques contractions violentes, il lui devient difficile de mouvoir ses membres inférieurs; on dirait qu'il y a eu épuisement nerveux. Mêmes mouvements des paupières. Sensibilité intacte sur tous les points.

6 h. 1/4. On pique la grenouille, elle exécute trois à quatre grands sauts. Après cet effort, il lui devient très-difficile, bien qu'elle y parvienne, de ramener ses cuisses dans la flexion, surtout la cuisse injectée. Leurs mouvements sont mal assurés et comme tremblotants. Les mouvements de déglutition se font mieux et plus régulièrement. L'ensemble de la grenouille a meilleur aspect; les yeux sont ouverts; la contraction pupillaire moindre.

6 h. 1/2. Même état.

6. h. 3/4. Piquée, la grenouille fait des sauts plus énergiques et plus étendus. Le premier saut est assez fort; les suivants sont plus faibles. La jambe injectée est toujours plus traînante que celle du côté opposé, qui paraît revenir peu à peu à l'état normal.

8 heures. La grenouille va bien; elle exécute de nombreux sauts, sans fatigue aucune, et sans traîner aucune jambe.

Elle a servi plus tard à d'autres expériences.

Voilà certainement une observation des plus intéressantes. Tous les phénomènes d'intoxication se sont bornés à une parésie musculaire, bien voisine de la paralysie, se localisant surtout aux membres inférieurs. De plus, l'attitude que prend la grenouille, la tête haute, dressée, le clignement des paupières, ce mouvement tout particulier des pattes devant les yeux, comme pour y enlever quelque chose, sont des signes qui semblent indiquer un trouble de la vue, soit qu'un voile de nuages vienne l'obscurcir, soit que les objets extérieurs paraissent animés de mouvements insolites.

Mais n'insistons pas; ce sont là des fait qui échappent à tout contrôle.

L'expérience précédente prouve qu'une demi-goutte de pelletiérine au 10e ne tue pas une grenouille, mais une goutte de la même solution la tue fort bien. Nous l'avons reconnu, entre autres exemples, sur une grenouille, que nous avions au préalable strychnisée depuis deux jours. Dès qu'on la touchait, tout son corps était agité de mouvements convulsifs. Nous lui avons injecté une goutte de pelletiérine, pour nous assurer si cet alcaloïde pourrait détruire les effets de la strychnine.

En effet, au bout de quelques instants, la grenouille n'était plus aussi impressionnable. Puis, on pouvait la toucher, sans faire éclater de convulsions. Finalement, elle tomba dans une insensibilité complète, avec résolution de tous les membres. Et c'est dans cet état paralytique que, quelques heures plus tard, elle succombait.

Nous avons fait avec M. Jaillet une dernière expérience, tendant à montrer les phénomènes d'intoxication que détermine, chez la grenouille, l'absorption de la pelletiérine par l'estomac.

Nous avons fait avaler à une grenouille trois gouttes de pelletiérine β. Pendant deux ou trois heures, l'animal n'éprouva d'autres symptômes toxiques qu'un certain redressement du tronc, du clignement des paupières, quelques mouvements des pattes devant les yeux, des bâillements répétés; mais aucune convulsion, aucune contraction, aucune impuissance motrice.

Ce n'est qu'au bout de trois heures que l'on commence à constater de la parésie dans les membres inférieurs. Ils s'affaiblissent visiblement de plus en plus, mais fort lentement. Les mouvements spontanés sont presque supprimés, mais les mouvements réflexes sont énergiques. Puis enfin la grenouille tombe dans un état de résolution complète, conservant pendant douze heures sa sensibilité, le cœur se contractant bien, mais lentement. Après dix-huit heures, on ouvre le thorax; le cœur battait encore et ne s'est arrêté qu'une demi-heure après la mutilation.

Nous avons fait la même expérience, en faisant avaler à une autre grenouille six gouttes de pelletiérine β. Bien que la dose fût double, les phénomènes d'intoxication se sont montrés une heure et demie après l'ingestion : pas de contracture, pas de convulsions; mais, plus de douze heures après, résolution musculaire.

Ces derniers faits sont bien importants; ils prouvent que l'absorption de la pelletiérine par les voies digestives est fort lente, et peut être moins nocive. C'est là d'ailleurs un résultat auquel nous pouvions nous attendre, puisque l'absorption sous-cutanée est, à l'encontre de l'absorption stomacale et pour tous les alcaloïdes, on ne peut plus rapide et efficace. Mais enfin il n'était pas mauvais de le constater une fois de plus pour la pelletiérine.

Résumons.

Une demi-goutte de l'alcaloïde le plus énergique (sol. au 10e) ne tue pas une grenouille, et alors cet animal ne présente qu'une parésie généralisée, d'une durée de trois heures environ. Dans ces cas, la respiration hyoïdienne n'est pas complètement suspendue, et le cœur se contracte comme à l'ordinaire, bien que légèrement affaibli.

Au delà d'une demi-goutte, c'est-à-dire avec une goutte, deux gouttes et plus, on tue une grenouille ; et les phénomènes d'intoxication sont d'autant plus violents, la mort est d'autant plus rapide, que la dose injectée est plus élevée.

Les phénomènes d'intoxication consistent tout d'abord en une excitation nerveuse, se traduisant par des convulsions et des contractures, puis en un épuisement des puissances motrices, se montrant sous forme de résolution musculaire complète et définitive. Les membres, surtout les plus voisins de l'injection, sont les premiers atteints ; puis ce sont les muscles abdominaux, ceux de l'appareil hyoïdien, et enfin, en dernier lieu, le cœur, qui s'arrête en diastole. Les mouvements réflexes survivent aux mouvements volontaires, mais pour peu de temps. La mort survient dans un laps de temps qui varie selon la dose injectée, entre une et six heures ; elle est encore plus tardive, à la suite d'une absorption par l'estomac.

III. — PHÉNOMÈNES PHYSIOLOGIQUES OBSERVÉS CHEZ LES LAPINS PELLETIÉRINÉS.

C'est une de nos premières expériences. Voici un lapin. (8 juillet 1878, 11 heures.)

14. Il pèse 1,500 gr. Sous la peau du dos on lui injecte une seringue entière d'eau distillée contenant en dissolution, 0,10 centig. de sulfate de pelletiérine (*Mélange des quatre alcaloïdes*). Cette première injection ne paraissant produire aucun effet, nouvelle injection, deux minutes après, d'une seconde seringue contenant la même quantité de pelletiérine.

Presque immédiatement après cette dernière injection, le lapin, mis sur le parquet, ne peut plus se servir de ses pattes de derrière, elles glissent, s'écartent l'une de l'autre, malgré tous les efforts de l'animal pour les rapprocher.

Les deux pattes de devant paraissent intactes. Mais au bout de peu d'instants, l'animal n'en est plus maître ; elles semblent paralysées comme celles de derrière. Elles s'écartent aussi l'une de l'autre, de telle façon que l'animal est couché à plat ventre sur le parquet.

Cependant, si dans ces premiers moments, on prend une patte de derrière (elles sont dans la demi-flexion) et si on l'étend, l'animal trouve assez de force pour la faire revenir à la place qu'elle occupait tout d'abord. — très peu de temps après cette paralysie des quatre membres, la tête se prend à son tour; elle s'incline sur le côté (droit) comme si l'animal voulait dormir. Si alors on soulève l'animal, on observe que tous les muscles du cou sont paralysés, que tous les mouvements volontaires sont abolis. — Le thorax se soulève encore; l'animal respire. Mais peu à peu ses mouvements diminuent d'ampleur, et après quelques larges inspirations, la cage thoracique devient immobide. On voit, de plus, le corps agité par quelques mouvements convulsifs. — Si on place la main sur la région du cœur, on constate que les mouvements de cet organe persistent même longtemps après la paralysie de tous les membres. Mais peu à peu ils diminuent et finissent à leur tour par disparaître. On n'a rien remarqué du côté de la pupille, ni de la température.

Dix minutes ont suffi pour tuer le lapin.

On recommence la même expérience sur un autre lapin de même poids. Elle donne des résultats identiques; on imprime aux thorax les mouvements de la respiration ; vaines tentatives ; le cœur est arrêté, et la vie ne revient pas.

Cette expérience, l'une des premières en date, nous a révélé la puissance toxique de la pelletiérine, que nous étions jusque-là loin de soupçonner aussi considérable. Elle nous a mis en garde pour nos expériences ultérieures.

Un moment nous avons pensé que la mort si rapide de

nos lapins pouvait tenir à leur grande jeunesse et à leur maigreur extrême.

Nous recommençons donc quelque temps plus tard la même expérience, mais sur un lapin adulte, et pesant 2,950 grammes, le double par conséquent des premiers.

En dix minutes, l'animal tomba inanimé, aux progrès d'une paralysie qui frappa successivement les membres, le cou, le thorax, le cœur.

Nous lui avons injecté sous la peau une demi-seringue d'éther ; nous avons imprimé à son thorax les mouvements rhythmiques de la respiration ; nous l'avons électrisé ; en un mot, noue avons tout fait pour le rappeler à la vie. Rien n'a réussi.

Ce n'était donc pas le poids de l'animal qui pouvait influer sur la violence du poison. Nous prîmes alors un autre chemin, et nous recherchâmes quelle dose d'alcaloïde était suffisante pour tuer un lapin de moyenne taille.

Voici une série d'expériences que nous avons faites avec le concours de M. A. Mathieu, externe du service ; elles contiennent, en outre, certains détails importants sur les phénomènes d'intoxication observés chez les lapins.

15. On prend deux lapins pesant chacun environ 1,250 gr. ; ils sont jeunes et assez maigres.

Leur température rectale est de 40,4 pour l'un, et de 40,2 pour l'autre, le premier est désigné sous le nº 1, le second sous le nº 2. — La température est prise dans le rectum à l'aide d'un thermomètre médical ordinaire ; on enfonce le réservoir du thermomètre et une partie du tube de manière que toute la partie non graduée disparaisse. Le lapin nº 2 a une diarrhée assez forte.

Le 20 juillet 1878, on injecte au lapin nº 1, un quart de gramme d'une solution de sulfate de pelletiérine, (mél. des 4 alcal.) contenant 0,10 centig. de substance active par gramme. En même temps on injecte 1/2 gram. au lapin nº 2.

Le nº 1 absorbe par conséquent 2 centig. 1/2 de sulfate de pelletiérine, et le nº 2, 0,05 centig.

Ces injections sont faites sous la peau du dos.

On observe attentivement pendant un quart d'heure, les deux lapins conservent leur vivacité, et ne semblent présenter aucun phénomène insolite. Cependant le nº 2 a l'air plus sombre que le nº 1 ; il reste accroupi tandis que le nº 1 mange. Si l'on cherche à compter les battements du cœur chez les deux sujets en expérience, on trouve les battements désordonnés et tumultueux, tandis que auparavant ils donnaient 110 pulsations à la minute.

La température prise de nouveau dans le rectum n'a pas changé.

16. Le 21 juillet.—Les deux lapins se portent très bien, absolument comme s'ils n'avaient été soumis à aucune expérience. La température est la même chez le nº 1, tandis que elle est montée de quatre dixièmes chez le nº 2, à 40,6. Ce dernier a toujours la diarrhée qu'il avait avant l'expérience.

On injecte au nº 2 3/4 de gram. de la solution, c'est-à-dire 0,07 centig. 1/2 de sulfate de pelletiérine, et au nº 1 un gramme, c'est-à-dire 0,10 centig. de substance active. — On attend une heure et l'on examine.

Chez les deux animaux, on trouve les battements du cœur désordonnés, tumultueux ; ils ne mangent ni l'un ni l'autre ; ils sont accroupis, se laissent bousculer sans résistance, leurs membres et surtout les membres postérieurs présentent de légers mouvements convulsifs. Après une heure de cet état, les mouvements convulsifs disparaissent peu à peu ; les battements de cœur redeviennent réguliers chez le nº 1, qui reprend bientôt sa vigueur. Pourtant chez le nº 2 il existe un état d'abattement qui persiste, et environ quatre heures après, cet animal meurt. Nous savons que le nº 2 avait de la diarrhée avant l'expérience.

17. Le 22 juillet. —.La température du nº 1 est à 40,2. Les battements du cœur sont à 116 à la minute. On lui injecte 1 gram. 1/4 de la solution, c'est-à-dire 0,12 centig. 1/2 de substance active. — Une demi-heure après, le lapin présente les mêmes phénomènes que la veille, mais un peu plus accentués. Il ne mange plus, il est tapi dans un coin, ramassé sur lui-même. Quelques légers mouvements convulsifs agitent tout son corps. Il reste ainsi une heure et

demie. Puis peu à peu, il reprend son agilité, et recommence à manger.

Les expériences sont interrompues pendant quelques jours.

18. Le 30 juillet. — Le poids du lapin nº 1 est de 1,450 gram., sa température rectale avant l'expérience est de 40,4. — Les battements de cœur donnent 120 pulsations par minute. Il est plein d'agilité et de vigueur. On lui injecte sous la peau du dos, en deux fois, 1 gr. 50 de la solution de sulfate de pelletiérine, c'est-à-dire 0,15 centig. de substance active. Une demi-heure après, le lapin, après avoir présenté un degré de plus en plus grand de torpeur, finit par se coucher sur le flanc droit; sa tête est allongée à terre et renversée sur le côté droit. Ses pattes de derrière sont écartées et allongées. Si on secoue l'animal il essaye de se relever; mais ses mouvements sont impuissants; il se soulève légèrement et il retombe aussitôt. Ses pupilles sont rétrécies.

Si les mouvements volontaires sont en grande partie abolis, par contre les mouvements réflexes présentent une intensité remarquable. A peine peut-on toucher une patte qu'elle se fléchit violemment. Les battements de cœur sont faibles, mais désordonnés; l'animal reste pendant environ trois heures dans un état presque complet d'anéantissement.

La température a baissé de quatre dixièmes de degré. Les mouvements de la respiration sont précipités.

19. Le 31 juillet. — L'animal a repris son agilité; il mange fort bien, et ne se ressent nullement des accidents qu'il a présentés la veille. Avant l'expérience la température est à 40,1, battements du cœur, à 112. On injecte dans la peau du dos 1 gr. 3/4 de la solution, c'est-à-dire 0,17 centig. 1/2 de sulfate de pelletiérine. Un quart d'heure après, l'animal est couché sur le flanc, la tête renversée sur le côté gauche. Les mouvements volontaires s'affaiblissent de plus en plus; les pattes de derrière sont allongées et écartées. Les mouvements réflexes sont d'une intensité remarquable. Les battements du cœur sont affaiblis et désordonnés. Un quart d'heure plus tard les battements du cœur sont à peine perceptibles. Les mouvements volontaires sont abolis complètement; les mouvements de la respiration sont précipités et courts; la pupille est rétrécie; l'œil est terne; les mouvements réflexes ont disparu; le corps est inerte; soulevé, il retombe, l'animal va mourir. A ce moment, M. Mathieu fait respirer à l'animal les vapeurs de nitrite d'amyle, dont quelques gouttes

sont versées sur une compresse, l'animal s'agite aussitôt; les mouvements de la respiration reparaissent; le cœur bat avec énergie, et finalement le lapin revient à la vie.

Un fait fort important de l'observation qui précède, c'est la résurrection du lapin presque mort, quand on lui eut fait respirer quelques gouttes de nitrite d'amyle. On sait que le nitrite d'amyle est une substance qui congestionne très rapidement les téguments et les centres nerveux. Ce fait est surtout sensible chez l'homme, dont la face devient en quelques secondes cramoisie. De plus, une céphalalgie assez intense accuse une pareille congestion du côté de l'encéphale. Eh bien ! la résurrection de notre lapin sous l'influence de ces vapeurs de nitrite d'amyle devint aussitôt le point de départ de toute une théorie. M. Mathieu, externe distingué des hôpitaux, crut trouver dans le fait que nous venons de signaler la preuve palpable que les troubles divers causés par la pelletiérine ne devaient tenir qu'à de l'anémie cérébrale. A l'appui de cette idée, M. Mathieu invoquait un autre témoignage, l'examen de la pupille. La pupille, disait-il, sous l'influence de la pelletiérine, se dilate, et cette dilatation est en rapport avec l'insuffisance de l'irrigation céphalique.

Cette manière de voir, nous l'avons toujours combattue, et dès le début. Les expériences que nous avons faites ultérieurement pour vérifier la valeur du nitrite d'amyle nous ont donné des résultats absolument contraires à ceux qu'on a trouvé tout d'abord, et le champ pupillaire nous a toujours paru à ce point rétréci, sous l'influence de la pelletiérine, que la dilatation observée par M. Mathieu nous semble une exception d'une extrême rareté.

Et voulez-vous une preuve de l'inutilité tout au moins du nitrite d'amyle? Nous la trouvons dans les mots qui suivent, et qui sont un complément de la dernière observation.

Quelques jours plus tard, le même lapin qui avait servi à tant d'expériences, à qui, assurait-on, le nitrite d'amyle venait de sauver la vie, était encore mis à l'épreuve. On lui injecta sous la peau, non plus *un gramme et trois quarts de la solution, mais bien deux grammes.* Chose singulière ! le lapin faillit mourir, mais il ne mourut pas, et sans qu'il fût besoin de recourir aux vapeurs congestionnantes de nitrite d'amyle !

Mais laissons là cette discussion, qui trouvera sa place plus loin.

Les mêmes expériences instituées pour reconnaître la puissance toxique du sulfate de pelletiérine (mélanges des quatre alcaloïdes) sur les lapins, nous les avons toutes reprises avec les diverses variétés d'alcaloïdes que M. Tanret découvrit dans son sel primitif, et qu'il désigna avec les lettres α, β, γ, δ.

Tous ces alcaloïdes sont toxiques, et les phénomènes d'intoxication qu'ils produisent sont à peu près les mêmes, se succédant dans leur ordre identique.

Seulement, leur puissance toxique n'est pas la même. L'alcaloïde le plus énergique est l'alcaloïde β, qui tue un lapin à la dose de 0,17 centig. 1/2 ; puis vient l'alcaloïde α, qui tue un lapin à la dose de 0,20 centig. ; puis les alcaloïdes γ et δ, qui ne tuent un lapin qu'à la dose de 0,40 et 0,50 centigrammes.

Les nombreuses expériences que nous avons faites à ce sujet ne laissent aucun doute.

La seule différence que nous ayons reconnue dans les phénomènes d'intoxication que produisent ces quatre alc., c'est que la variété β donne lieu plutôt à des contractures qu'à des convulsions, et les contractures sont précoces, tandis que les convulsions que provoquent les autres variétés sont relativement tardives ; et puis la résolution musculaire est plus rapide, plus complète. En somme, β est l'alcaloïde le plus puissant.

Tous les autres phénomènes d'intoxication sont les mêmes et se manifestent dans un ordre constant, à ce point que, si nous donnions l'une quelconque de nos observations, elle ne serait que la reproduction de celle qui est en tête de ce chapitre.

Résumons. La pelletiérine, nous entendons l'alcaloïde le plus énergique, tue un lapin à la dose de 15 à 20 centigrammes.

Les phénomènes d'intoxication consistent, à dose minime, en une simple paresse musculaire ; à dose atteignant 15 et 20 centig., en une paralysie progressive frappant d'abord les membres inférieurs, puis le train antérieur, les oreilles, le cou, le thorax et enfin le cœur. Les mouvements volontaires disparaissent avant les mouvements réflexes. La respiration est d'abord moins large et précipitée, puis ses mouvements deviennent plus pénibles, plus rares ; finalement, ils sont complètement suspendus.

Le cœur bat encore, mais d'une façon tumultueuse et désordonnée, puis il faiblit et s'arrête. Quelques convulsions précèdent la mort. A la fin, on a noté une légère élévation de la température,

IV. — Phénomènes physiologiques observés chez l'homme.

On le comprend, nos recherches sur l'homme n'ont pas pu être poussées bien loin. Aussitôt que nous nous sommes aperçu que nous avions affaire à un poison redoutable, nous avons dû redoubler de prudence dans son emploi, et ne pas aller au delà d'une certaine limite que nous indiquait la violence même des symptômes.

Nous nous sommes tout spécialement servi, dans ces études, du sulfate de pelletiérine dissous dans de l'eau distillée. C'est le premier sel adressé à M. le Dr Dujardin-Beaumetz, et qui se compose, ainsi que nous l'avons déjà dit, de quatre autres alcaloïdes que M. Tanret a ultérieurement séparés et distingués en α, β, γ, δ.

Les études comparatives que nous avons faites avec ces derniers sels, nous permettent d'affirmer que l'action physiologique de chacun d'eux, chez l'homme et aux doses permises, est de même nature et en tout comparable à l'action produite par le mélange des quatre variétés; ce sont les mêmes phénomènes se succédant dans le même ordre, et ne différant entre eux que par la rapidité et l'énergie de leur manifestation.

Aussi, tout ce que nous allons dire du sulfate primitif de pelletiérine pourra-t-il s'appliquer aux autres sels en tenant compte, bien entendu, des différences d'action que nous venons de signaler, quand on emploie chacun d'eux isolément.

Nous avons donné le sulfate de pelletiérine sous deux formes : en injections hypodermiques, et en potions. Les faits observés dans les deux cas n'ont pas été absolument les mêmes.

I. — *Faits constatés à la suite d'injections hypodermiques.*

Le malade qui a servi à nos observations est atteint de paralysie agitante, mais à un très faible degré. Il s'est prêté avec une très grande complaisance à toutes les expérience que nous avons cru utile de faire par voie sous-cutanée.

Voici l'exposé des phénomènes observés chez ce malade, auquel nous avons injecté des doses progressivement croissantes de pelletiérine.

Observation XX.

Germain, Alexandre, 64 ans, ébéniste.

La seringue contient un gramme. La solution de sulfate de pelletiérine est au dixième. La seringue entière contient donc, pour 1 gram. d'eau distillée 0,10 centig. de substance active. (mél. des 4 alcal.).

1. Lundi 17 décembre 1878, injection sous-cutanée dans le bras gauche, d'un quart de seringue, soit de 0,025 centig. de sulfate de pelletiérine.

Au bout de vingt minutes, légère pesanteur de tête. Localement, pas de douleur, pas de gonflement.

2. Mardi 7, injection sous-cutanée dans le bras droit, d'un tiers de seringue, soit de 0,0335 de pelletiérine. Même phénomène que la veille.

3. Mercredi 18, injection sous-cutanée dans le bras gauche, d'une demi-seringue, soit de 0,050 de pelletiérine. Pesanteur de tête, légère tendance au sommeil. Localement, rien.

4. 19, injection sous-cutanée dans le bras droit, de trois quart de seringue, soit de 0,075 de pelletiérine.

Au bout de vingt minutes, esanteur de tête plus accusée que la veille. On observe rien de côté du pouls, de la température, très léger affaiblissement des deux membres supérieurs.

5. 21, injection sous-cutanée dans le bras gauche, de une seringue entière, soit de 0,10 de pelletiérine.

15 minutes après, le malade accuse, de la pesanteur de tête, un léger vertige.

De plus sa vue s'affaiblit; il lui semble qu'il a des brouillards devant les yeux. Durée de ces phénomènes : vingt minutes environ.

6. 23, injection sous-cutanée dans le bras droit, d'une seringue entière; dans le bras gauche, d'un quart de seringue, soit en tout, 0,125 de pele iérine.

bras droit et de deux seringues dans le bras gauche, soit en tout de 0,45 de pelletiérine.

Mêmes phénomènes que la veille; mais prenant un caractère tellement intense que nous arrêtons l'expérience.

Un fait que le malade a constamment accusé à la suite des injections et qui mérite d'être relevé c'est l'amélioration passagère de ses tremblements.

Que résulte-t-il de cette série d'observations?

I. Les phénomènes locaux sont nuls, l'injection hypodermique ne détermine, dans le tissu cellulaire sous-cutané, *aucune douleur*, aucune inflammation d'aucune sorte, quelle que soit d'ailleurs la quantité d'alcaloïde injectée : une, deux, deux et demie seringues.

II. Les effets consécutifs à l'absorption et à la diffusion de la pelletiérine se traduisent simplement par des phénomènes céphaliques qui sont : des vertiges, des troubles oculaires et visuels. Ces effets sont d'autant plus prompts à se produire et d'autant plus intenses, que les doses de pelletiérine absorbées sont elles-mêmes plus élevées.

Notons ce fait. Le malade à qui on a fait respirer du nitrite d'amyle s'en est bien trouvé; il a même assuré que la durée de ses vertiges avait été diminuée. Nous avons dit plus haut ce que nous pensons de l'efficacité du nitrite d'amyle. Ici, il a pu agir comme stimulant diffusible. Mais dans maintes circonstances il n'a rien produit, si ce n'est une sensation olfactive, fort agréable tout d'abord, mais repoussante après quelques instants.

Il nous a été impossible d'aller au delà de 4 et 5 seringues, ou, pour mieux préciser, de 0,50 centigrammes de sulfate de pelletiérine. C'est le maximum qu'on puisse atteindre en injection hypodermique. Au delà le patient souffre beaucoup, et la violence du vertige est telle, qu'on craint de produire de regrettables désordres cérébraux.

Enfin, notons en terminant, que nous n'avons rien constaté du côté du tube digestif : ni nausées, ni vomissements, ni coliques, ni diarrhées. Quant au pouls et à la température, ils ont été à peine modifiés (1).

II. — *Des effets physiologiques consécutifs à l'ingestion d'une potion de pelletiérine.*

Introduite par les premières voies, la pelletiérine produit des effets comparables à ceux que nous venons d'observer. Seulement, ils sont moins énergiques et il s'y ajoute un élément de plus assez intéressant pour que nous y insistions quelque peu.

Nous pourrions ici rapporter bien des observations, toutes semblables d'ailleurs. Mais, entre toutes, nous choisissons deux observations assez curieuses sur deux malades jeunes et vigoureux, les croyant tout deux, et à tort, atteints de tænia.

Voici la première que nous avons recueillie à l'hôpital Lariboisière, le 19 septembre 1878, dans le service de M. le professeur Jaccoud, suppléé à ce moment par M. le Dr Ténesson.

OBSERVATION XXI.

(Hôpital Lariboisière, le 19 septembre 1878. Service du Pr Jaccoud, suppléé par M. Tenesson).

C'est une jeune femme de 20 ans, Céline G..., journalière. Elle vient à la consultation pour nous demander qu'on la délivre d'un ver solitaire qu'elle porte dans ses « entrailles » depuis quinze mois environ, et qui lui cause d'affreux tourments.

« Voilà bien, nous dit-elle, un an et demi que, pour la première

(1) Le pouls, la température ne paraissent subir aucune modification sous l'influence de la pelletiérine, dit M. Landrieux. (Journal de thérapeutique du 25 avril 1879.)

fois, j'ai trouvé dans mes selles près de 1 mètre de ver blanc, plat comme un ruban. Je n'ai rien éprouvé auparavant qui pût me faire soupçonner que j'étais atteinte de ver solitaire. Je ne trouve rien non plus dans ma nourriture qui ait pu me le donner. »

Depuis cette époque déjà éloignée, la malade n'a plus retrouvé dans ses selles trace de nouveaux anneaux, bien que, assure-t-elle, elle y fit journellement attention. Convaincue (1) cependant que le parasite la dévorait toujours, et que lui seul devait être la cause du désordre survenu depuis quelque temps dans l'état de sa santé, elle fit usage d'une quantité d'anthelminthiques toujours couronnés de très significatifs insuccès. Enfin, elle veut en finir, et c'est pour cela qu'elle entre à l'hôpital.

1er jour, repos et diète légère ; 2e jour, le matin, à jeun, à 8 heures, nous lui donnons 0,50 centigr. de sulfate de pelletiérine associé avec 20 gr. d'eau-de-vie allemande et 20 gr. de sirop de séné.

La malade n'est pas couchée ; elle est assise dans un fauteuil et demande un livre.

A midi, nous lui faisons une visite ; elle n'a encore rien éprouvé.

Nouvelle visite à 4 heures. Elle nous déclare alors que, depuis une heure, elle est prise de vertige. « Tout tourne autour de moi, dit-elle ; je n'ose pas me lever dans la crainte de tomber. Ma tête est lourde, je ne sais pas ce qu'il y a dedans.

« De plus, je n'y vois pas clair. Je lisais bien il y a une heure ;

(1) Cette crainte de tænia peut aller jusqu'à la folie. Bremser (Traité zool. et phys. des vers intest. de l'homme, p. 379) rapporte le fait suivant :

Un prêtre pour lequel il fut consulté avait rendu un tænia trois ans auparavant. Depuis lors, cet homme avait essayé tous les remèdes connus pour se débarrasser du ver qu'il croyait avoir encore. Aucun de ces remèdes administrés soit par les médecins, soit par les charlatans n'avait fait rendre un seul anneau de tænia. Cet homme, jadis robuste, avait tellement maigri, qu'il ressemblait à un squelette couvert de sa peau, et sa faiblesse était telle qu'il avait peine à se tenir sur ses jambes.

M. Rayer rapporte aussi l'observation d'un jeune homme qui, se croyant à tort atteint de tænia, avait fait usage depuis plus de trois ans, d'une quantité vraiment innombrables de remèdes anthelminthiques, et cela au grand préjudice de sa santé qui périclitait chaque jour davantage.

membres inférieurs, désordres qui éclatèrent vingt minutes environ après l'ingestion du médicament.

La tête fut d'abord lourde, pesante ; puis elle devint le siège de sensations vagues. Tout, autour du malade, semblait tourner, danser même, et le mouvement exagérait le vertige. « Je suis comme ivre, disait-il. » Les yeux paraissaient injectés, les pupilles légèrement contractées. D'épais nuages, au dire du malade, lui voilaient de temps à autre la vue des objets même rapprochés. C'est ainsi que lire lui eût été impossible. D'ailleurs son intelligence était parfaitement intacte, et la notion exacte de tout ce qui se passait en lui et autour de lui était entièrement conservée. Les troubles moteurs consistèrent surtout en une faiblesse musculaire extrême frappant plus spécialement les membres inférieurs ; faiblesse telle que le malade avait peine à placer ses jambes soit dans la flexion, soit dans l'extension. Il n'éprouva d'ailleurs ni spasme, ni contracture. Le tout se borna à de la parésie.

Notre homme resta au lit toute la journée, et après avoir ressenti quelques coliques fort légères il fut à la garde-robe à 6 heures du soir à la suite d'un lavement purgatif.

Les selles furent examinées avec un soin minutieux. On ne trouva pas trace de ver.

Nous avons immédiatement affirmé que le malade n'avait pas de tænia dans son intestin. Nos affirmations, quelque nettes qu'elles fussent, n'eurent point le don de convaincre nos chefs. Bien loin de là, ils commencèrent à douter de l'efficacité de la pelletiérine.

Deux jours après, pour en avoir le fin mot, on administra au brave militaire une dose fort convenable de kousso.

Inutile d'ajouter que l'expérience fut décisive et en faveur de la pelletiérine. Aucun ver ne fut rendu, et le malade quitta l'hôpital, lui, pleinement rassuré.

De ces deux observations, il faut simplement retenir :

I. Qu'on peut avoir le tænia et en être délivré sans le secours d'aucun médicament. Constatons le fait sans y insister (1).

(1) Davaine rapporte le fait suivant qui lui a été communiqué par le professeur Laboulbène :

Un homme qui avait le tænia, fut pris de colique et expulsa un

II. Que les effets physiologiques sont ici caractérisés par :

Du vertige,
Des troubles oculaires,
De la parésie musculaire.

Les vertiges et les troubles oculaires sont évidemment de même nature que ceux que nous avons précédemment constatés, quand le sujet en expérience prenait la pelletiérine, non en potion, mais en injection hypodermique. Seulement, il faut bien le reconnaître, la voie d'absorption (tissu cellulaire sous-cutané ou tube digestif) a une très-grande influence sur la rapidité et l'intensité des manifestations toxiques.

Ainsi, dans l'observation 20, nous voyons notre malade pris de vertiges et autres désordres cérébraux, après 6 à 8 minutes, tandis qu'il a fallu, pour une dose semblable, dans l'observation 22, 20 et 30 minutes, et dans l'observation 21, plusieurs heures.

Et l'intensité de ces troubles céphaliques ! Même remarque. Sans doute, dans les observations 21 et 22, les malades s'en plaignent vivement ; mais sont-ils comparables à ceux que nous avons relevés dans l'observation 20, troubles dont l'énergie était telle que nous dûmes renoncer à toutes recherches ultérieures ?

Cette différence dans l'action toxique tient probablement à l'une de ces deux causes, ou peut-être à toutes les deux à la fois : ou bien la pelletiérine ingérée s'altère rapidement au milieu des liquides digestifs ; ou bien toute

énorme paquet blanc. C'était un tænia inerme doué de mouvements énergiques et dont la tête était implantée avec force sur un des anneaux les plus larges. Cette erreur dans l'implantation de sa tête et de sa masse explique comment ce tænia a pu être expulsé naturellement par les selles. (Davaine, 2e édit., p. 222.)

la dose n'est pas absorbée, une quantité variable ne faisant que traverser l'intestin pour être déversée au dehors avec les matières fécales.

Mais le phénomène le plus remarquable que nous ayons constaté, à la suite d'une absorption de pelletiérine par les premières voies, c'est une parésie musculaire généralisée, frappant plus spécialement les membres inférieurs, à ce point que les malades ont peine à se mouvoir.

Nous n'avons trouvé rien de semblable à la suite d'une injection sous-cutanée, même pratiquée sur les membres inférieurs.

C'est là un phénomène que nous avons observé dans maintes circonstances, et que d'autres observateurs ont remarqué comme nous.

Il est des malades qui s'en plaignent bien moins que d'autres. Cela tient évidemment à des différences de constitution individuelle, qui font que certains individus sont ébranlés par la moindre impression, tandis que d'autres restent longtemps réfractaires aux mêmes agents perturbateurs.

Les deux observations que nous avons données n'offrent pas le tableau complet de tous les phénomènes physiologiques s'accomplissant chez l'homme, sous l'influenee de la pelletiérine. Il est rare, d'ailleurs, de les voir réunis chez le même individu.

C'est ainsi que les observations de thérapeutique relatées plus loin nous montrent des malades ayant éprouvé, à des degrés divers, les désordres suivants : somnolence, diplopie, photophobie, tremblement, fourmillement dans les doigts et les orteils, crampes, bouffées de chaleur à la face sueurs. Ces phénomènes ne sont pas les plus fréquents, mais enfin ils se produisent quelquefois ; les premiers, au contraire, sont constants et propres, en quelque sorte, à l'intoxication par la pelletiérine.

Là se sont bornées nos observations sur l'homme.

Ajoutons que l'estomac supporte bien la pelletiérine, que les symptômes de diffusion dans l'économie ont toujours été d'assez courte durée, et qu'ils n'ont laissé, dans la santé générale de nos malades, aucune trace d'altération quelconque.

II.— Interprétation des phénomènes physiologiques

Après avoir exposé les phénomènes d'ensemble qui se manifestent chez les animaux et chez l'homme soumis à l'influence de doses croissantes de pelletiérine; nous allons, maintenant, nous efforcer d'analyser ces mêmes phénomènes, et autant que possible remonter à leur cause. Nous pourrons ainsi reconnaître le tissu, l'organe, le plus particulièrement atteint par l'agent toxique.

Ces recherches, il faut bien l'avouer, ne sont pas aisées; cependant sans nous flatter d'avoir tout découvert, nous allons donner quelques expériences qui pourront, peut-être, jeter un peu de jour sur ces questions de physiologie, fort intéressantes sans doute, mais bien obscures pour un débutant surtout, encore peu habitué aux manipulations du laboratoire. Nous ferons de notre mieux, convaincu que nos efforts nous vaudront bien un peu d'indulgence!

L'ordre que nous avons suivi dans l'exposition de ces faits, est celui-même qui a présidé à nos recherches.

Nous nous occuperons d'abord de l'action de la pelletiérine sur le cœur; puis de son action sur les muscles; de son action sur les centres nerveux, les nerfs sensitifs et moteurs,

C'est en observant les phénomènes que présentent ces divers organes tout spécialement éprouvés pour notre alcaloïde, que nous espérons répondre a cette question posée au début de ces études de physiologie : Comment expliquer l'action thérapeutique de la pelletiérine?

I. Nos premières recherches ont porté sur le cœur. On le comprend ; tout d'abord nous avons pensé que toutes les manifestations toxiques dépendaient d'un trouble profond dans le jeu de cet organe.

Mais après un certain nombre d'expériences, il nous a été impossible de conserver cette opinion. En aucun cas nous n'avons vu le cœur primitivement atteint ; bien loin de là, son arrêt est fort tardif, et alors que d'autres organes ont déjà leurs aptitudes fonctionnelles supprimées. Il nous a bien fallu reléguer au second rang les troubles cardiaques qui surviennent dans le cours d'une intoxication par la pelletiérine.

C'est là, à coup sûr, un fait très important. Il nous permet de reconnaître que cet alcaloïde n'est pas un poison propre du cœur, et par conséquent, que, c'est ailleurs que nous devons chercher l'explication des phénomènes toxiques qu'il détermine.

Ce résultat, du reste, nous pouvions déjà le soupçonner. Dans les expériences que nous avons précédemment données, ne voyons-nous pas le cœur de nos lapins empoisonnés par la pelletiérine, battre encore avec énergie lorsque tous leurs membres étaient depuis quelques instants dans une résolution complète?

Le cœur était plein de vie, alors que tous les autres organes paraissaient frappés de mort.

Mais notre conviction n'a été bien établie que depuis nos expériences sur les grenouilles qui présentent, chacun le sait, une remarquable tolérance pour toutes sortes de mutilations.

Voici quelques-unes de ces expériences ; celle qui suit est de M. Jaillet, interne en pharmacie.

23. A 11 heures moins 10 minutes, le thorax d'une grenouille est ouvert, le cœur mis à nu. Il se contracte avec énergie.

1° Injection de sulfate de pelletiérine incristallisable, inactif à la lumière polarisée. Solution α (au 10me). Deux gouttes sont injectées dans la cuisse gauche. L'animal éprouve quelques contractions.

2° Injection, dix minutes après, quatre gouttes de la même solution. L'animal éprouve de nouvelles contractions. Le cœur semble se ralentir.

3° Injection, dix gouttes de la solution. Contractions énergiques de l'animal; le cœur se meut avec régularité mais avec moins d'énergie.

4° Injection, dix gouttes de solution. L'animal ne se meut plus, et le cœur continue toujours, quoique lentement, de se mouvoir.

A 1 heure moins 1/4, les mouvements du cœur existent toujours quoique très lents (21 contractions par minute), la grenouille est trempée dans l'eau pendant une minute afin que la peau soit moins sèche et que la respiration cutanée puisse se faire, à défaut de respiration pulmonaire qui n'existe plus. Tous les membres paraissent être complètement dépourvus de mouvements.

5° Injection, à 1 heure, dix gouttes de solution α sont encore injectées dans la cuisse droite. Cinq minutes après, le nombre des contractions du cœur est de 23 par minute. Vingt minutes plus tard, le nombre de contractions n'a pas varié.

6° Injection. A 2 heures 10 minutes, nouvelle injection de quinze gouttes dans le membre supérieur gauche. Rien ne paraît en témoigner l'action. A 2 heures 1/2, le nombre des contractions du cœur est de 23 par minute. Pendant tout ce temps la peau de l'animal est tenue humide par quelques gouttes d'eau.

A 4 heures, le cœur ne se contracte plus que par les oreillettes, le ventricule est immobile. Le nombre des contractions est de 11 par minute.

A 5 heures, le cœur a cessé de battre; cinq heures après la première injection.

Les expériences suivantes ont faites avec la pelletiérine la plus active.

24. A 2 heures 40 du soir, on met à découvert le cœur d'une grenouille. Perte de sang faible. Injection dans la cuisse gauche de

deux gouttes de sulfate de pelletiérine β. Une demi-goutte est perdue.

Quelques instants après, contracture bientôt suivie d'une résolution complète de tous les membres. Avant l'injection, le nombre des contractions du cœur est de 96 par minute. Peu à peu, elles descendent aux chiffres suivants :

2 h. 50,	80 p. m.	4 h. 3/4,	45 p. m.
3 h. 10,	68 p. m.	4 h. 3/4,	42 p. m.
3 h. 20,	62 p. m.	9 h.,	22 p. m.
3 h. 40,	64 p. m.	9 h. 1/2,	20 p. m.
4 h.,	64 p. m.	10 h.	20 p. m.

Le matin, à 5 heures du matin, le cœur ne battait plus; la grenouille présente la rigidité cadavérique. Pendant toute la durée de l'expérience, elle a baigné dans un peu d'eau.

---

25. A 7 heures du matin, on ouvre le thorax d'une grenouille, et le cœur est mis à découvert. On ne perd que très peu de sang.

Injection dans la cuisse droite de cinq gouttes de pelletiérine β. Contracture, puis résolution complète de tous les membres.

A 7 heures 20, le ventricule se contracte encore bien, quoique lentement.

A 7 heures 40, le ventricule ne se contracte presque plus; mais les oreillettes se contractent.

8 heures. Contraction des oreillettes très faible et très lente.

8 heures 1/2. Tout mouvement a cessé.

---

26. A 7 heures 1/2 du matin, dans la cuisse droite d'une grenouille non mutilée, on injecte cinq gouttes de pelletiérine β.

A 8 heures 3/4, on ouvre le thorax. Ventricule rouge ne se contracte plus. Les oreillettes se contractent faiblement et à longs intervalles.

A 10 heures, contraction légère des oreillettes; la grenouille est humectée.

A 10 heures 1/2, plus de mouvements. Les cavités du cœur sont pleines de sang.

Voilà des expériences qui nous paraissent probantes. Qu'y trouvons-nous, en effet ?

Nous voyons que la première manifestation toxique, celle qui a suivi de bien près l'injection, c'est la contracture, c'est ensuite la résolution complète de tous les membres. Quant au cœur, son jeu survit à ces troubles moteurs. Il s'éteint, sans doute à la longue, mais lorsque déjà, depuis plusieurs heures, tous les autres muscles ont été frappés d'impuissance, à tel point que l'animal a toutes les apparences de la mort.

Dés le début de l'intoxication, il est vrai, ses contractions deviennent de moins en moins énergiques, et de moins en moins fréquentes ; mais le trouble est consécutif à la paralysie qui a déjà envahi tous les muscles.

Et puis cet arrêt tardif du cœur peut-il bien être imputé à la pelletiérine? La suspension de l'hématose pulmonaire, l'ouverture du thorax souvent suivie d'hémorrhagie, la douleur provoquée par cette mutilation, sont autant de causes qui peuvent produire le ralentissement progressif du cœur.

Cependant nous sommes portés à croire que la pelletiérine a une certaine action sur l'organe central de la circulation et voici pourquoi :

Vous prenez une grenouille, vous lui injectez sous la peau une ou deux gouttes d'une solution de pelletiérine au dixième. Après 10 à 15 minutes, elle est dans une résolution complète, et le cœur bat fort bien.

Vous la laissez dans cet état 4 à 6 heures et plus si vous voulez, mais moins de 24 heures. Vous ouvrez le thorax.

Que trouvez-vous?

Le cœur arrêté.

Voilà le fait.

Elle est morte, la grenouille ; mais avant l'ouverture du

thorax, c'est-à-dire, sans mutilation, sans hémorrhagies, sans douleurs. Vous ne pouvez donc pas attribuer l'arrêt de son cœur, à ces dernières causes.

Mais, direz-vous, la paralysie de l'appareil hyoïdien qui supprime la respiration pulmonaire et qui ne laisse subsister que la respiration cutanée est la raison bien évidente de sa mort : elle est en effet, le résultat d'une hématose insuffisante.

Cet argument est, à coup sûr, plus spécieux que fondé. Voici une expérience qui le juge sans retour.

Vous prenez une grenouille, vous lui injectez sous la peau une faible quantité de curare.

Quelques instants après tous les muscles de la vie animale sont paralysés, les muscles de l'appareil hyoïdien comme les autres. Dans ces conditions la grenouille ne respire plus que par la peau. Si vous la laissez dans cet état, recouverte par une toile humide, vous constatez que le cœur de votre grenouille bat fort bien et cela pendant une durée de plus de huit jours ! (Vulpian).

Ainsi donc, voilà une grenouille qui a vécu pendant huit jours ne respirant que par la peau.

Et vous voulez invoquer l'insuffisance de l'hématose cutanée comme la seule cause possible de la mort d'une grenouille survivant quelques heures seulement après une injection de pelletiérine !

Evidemment ce n'est pas admissible.

Et voilà comment nous sommes amené à chercher l'explication de ce fait dans l'action même que la pelletiérine peut exercer sur le cœur. Qui sait même si son domaine n'est pas plus étendu, et si tous les muscles de la vie organique ne sont pas également atteints !

Mais ajoutons que ce sont là les phénomènes ultimes d'intoxication, comparativement à ceux que présentent les muscles volontaires, si rapidement frappés de paralysie.

II. Puisque le cœur est l'organe le dernier frappé, puisque la paralysie des muscles volontaires est le phénomène d'intoxication primitif, pouvant même, chez les animaux qui ne respirent que par la surface pulmonaire, entraîner une mort rapide, demandons-nous quelle est cette paralysie, quelle est sa cause ?

Mais, auparavant, une question fort importante à résoudre.

Dans un muscle, il y a deux éléments : le muscle lui-même, puis le nerf ; l'un et l'autre ont des propriétés fort distinctes qui peuvent, chacune pour leur propre compte et sous l'influence d'un agent toxique, être exaltées, modifiées ou supprimées. Il est donc du plus haut intérêt, pour ne rien confondre et ne pas attribuer à l'un ce qui appartient à l'autre, de spécifier tout d'abord si c'est le muscle ou le nerf qui est atteint dans l'intoxication par la pelletiérine.

Voici une expérience qui va nous permettre de faire cette distinction. M. Dujardin-Beaumetz l'a faite souvent sous les yeux de ceux qui suivent sa clinique ; et nous-même, nous l'avons répétée bien des fois et toujours en obtenant le même résultat.

27. Nous prenons une grenouille. Nous lui injectons sous la peau cinq gouttes de pelletiérine β... Contracture, ensuite résolution complète des membres. 10 minutes après nous disséquons la cuisse droite; nous reconnaissons le nerf sciatique; nous l'attirons au dehors de la plaie, et nous le faisons reposer sur une baguette de bois bien sèche. Nous appliquons *sur le nerf seul* les deux pôles d'une pile à courant faible. Nous n'obtenons aucune contraction dans le membre où le nerf sciatique se distribue. Un courant plus fort n'a pas plus de succès.

Au contraire, si nous appliquons les deux pôles de la pile sur les muscles eux-mêmes, le soléaire par exemple, nous déterminons une violente contraction.

Voici la même expérience sous une autre forme.

28. Nous coupons la cuisse d'une grenouille à la racine du membre, nous isolons le nerf sciatique dans une certaine étendue, puis nous faisons baigner les chaires palpitantes dans une solution de pelletiérine. Après un quart d'heure, nous retirons la cuisse du bain; et si nous excitons le nerf seul à l'aide d'une pince électrique nous n'obtenons aucune contraction dans les muscles; si au contraire nous portons les pinces galvaniques sur les muscles mêmes nous provoquons de leur part de violentes contractions.

Ces deux expériences nous semblent absolument décisives. Quoi de plus simple! Un liquide chargé de pelletiérine a-t-il imbibé un muscle, presque aussitôt le nerf qui s'y distribue perd ses propriétés tandis que le muscle conserve les siennes.

Et remarquez bien que ce n'est pas seulement dans les premiers instants de cette intoxication que cette différence d'action peut si nettement s'établir. De nombreuses expériences nous ont appris que, si l'excitabilité nerveuse est détruite dès le début, la contractilité musculaire, au contraire, se maintient fort longtemps, si longtemps même qu'elle ne se perd qu'avec la vie de l'animal.

Il est un cas, par exemple, où il est difficile de reconnaître où la pelletiérine porte son action. Voici une expérience de ce genre.

29. Nous prenons une grenouille. Nous disséquons la cuisse droite. Nous reconnaissons le nerf sciatique et nous le soulevons. Après avoir jeté au-dessous du nerf un fil, nous lions le membre en masse. Au-dessous de la ligature, nous coupons les chairs et le fémur. La cuisse ne tient plus au tronc que par le nerf sciatique.

Dans ces conditions, nons injectons dans la jambe (de la cuisse coupée) cinq gouttes de pelletiérine β. Après quelques instants, cinq à six minutes, on porte la pince galvanique sur le nerf sciatique seul, on n'obtient aucune contraction dans les muscles des membres. Les muscles excités à leur tour donnent une faible contraction; mais quelques instants plus tard ils sont, comme les nerfs, absolument insensibles.

Ainsi, quelques minutes après l'injection, nerfs et muscles ont perdu leurs propriétés. Mais on nous accordera sans peine ceci, c'est qu'ils ne les ont pas perdues en même temps. C'est le nerf qui, le premier, a perdu ses propriétés; puis le muscle en dernier lieu.

Et puis notez bien qu'il y a ici des conditions fort défavorables à la conservation de la contractilité musculaire, Quelques muscles sont blessés par des piqûres et, dans tous les cas, leurs fibres sont distendues, comprimées par le liquide injecté.

Nous nous souvenons fort bien que, après l'injection des cinq gouttes de pelletiérine, la jambe avait pris la forme d'une boule, circonstance peu propice à la contraction musculaire.

Quoi qu'il en soit, cet exemple n'infirme en aucune manière les précédentes expériences. Elle les confirme même, puisque la succession des faits, bien que plus rapprochés, est la même.

Que dire de tout cela? Oui, nous pensons qu'il n'y a pas à hésiter; c'est le nerf qui est atteint le premier, qui est le principal organe attaqué par la pelletiérine. Et, sans dénier toute action de cet alcaloïde sur le muscle lui-même, nous ne la pensons pas bien justifiée et, dans tous les cas, elle est secondaire, tardive, se confondant presque avec celle qui résulte de l'extinction de la vie.

III. Ainsi donc c'est l'élément nerveux que la pelletiérine modifie de telle sorte qu'elle le prive de ses aptitudes fonctionnelles.

Mais il existe deux espèces de nerfs fort différents l'un de l'autre au point de vue physiologique, le nerf sensitif et le nerf moteur.

Ces deux nerfs sont-ils lésés à la fois ? ou bien l'un est-il atteint à l'exclusion de l'autre ? C'est ce qu'il s'agit maintenant de déterminer.

Nous avons fait plusieurs expériences dans le but d'explorer la sensibilité d'un animal en état de résolution complète à la suite d'une injection de quelques gouttes de pelletiérine.

Car, il était évident que si cet animal conservait la sensibilité dans cet état paralytique, c'est que les nerfs moteurs seuls pouvaient être lésés.

Voici une expérience que nous avons faite avec beaucoup de soin et dont nous allons donner tous les détails. C'est l'expérience de Claude Bernard.

Expérience du 17 août 1879.

30. Voici une grenouille. Nous coupons les os iliaques; nous reconnaissons les nerfs lombaires, et au-dessous d'eux nous jetons un fil qui embrasse la colonne vertébrale sans la diviser, et interrompt à ce niveau la circulation de l'aorte.

Ainsi, le train postérieur ne reçoit plus de sang, et ne tient au tronc que par les nerfs lombaires, et la colonne vertébrale.

A 8 heures du matin, nous injectons dans la patte gauche *de devant* deux gouttes d'une solution au 1/10 de pelletiérine.

8 heures 5. Nous piquons la patte droite de devant, elle se retire. Nous piquons également la gauche, elle ne se retire pas; mais à la racine du membre on voit quelque contraction se produire, ayant pour effet d'agiter légèrement le membre inerte.

Le dos est bombé en arc, et la pupille gauche (côté de l'injection) est un peu plus contractée que la droite. Les yeux sont grandement ouverts.

8 heures 10. Les deux pattes de devant sont sensibles à une piqûre; mais l'impuissance motrice du membre gauche devient encore plus grande. Nous piquons une des cuisses, immédiatement la grenouille nous échappe; elle exécute plusieurs sauts.

8 heures 20. Paralysie absolue du membre de devant gauche. Mais si on le pince il se produit quelques mouvements dans le thorax.

Le côté droit s'affaiblit; mais il peut encore se retirer quand on le pince. Un très faible courant induit, passant par les muscles les fait très bien contracter des deux côtés. Nous faisons passer le courant entre les deux orifices du nez. Aussitôt la grenouille exécute avec ses membres postérieurs plusieurs grands sauts.

8 heures 30. Les deux membres inférieurs paraissent très irritables, ils sont dans la flexion presque forcée, si nous les étendons, ils se contractent avec violence, et la grenouille saute.

Les deux pattes de devant sont entièrement paralysées. Cependant quand on les pique, on observe du côté droit, des mouvements de retrait s'accomplissant au niveau de la racine du membre; mouvements faibles d'ailleurs; du côté gauche, une inertie absolue, mais dans le membre inférieur correspondant, un léger frémissement. Le dos est toujours en arc. Les yeux sont à moitié clos. Nous touchons la cornée. Aucun mouvement de paupières.

8 heures 40. Tout le train antérieur est paralysé. Nous pinçons avec force les muscles des deux pattes, nous ne déterminons nulle part des mouvements. Les membres inférieurs sont, eux, fortement fléchis.

8 heures 50. Nous faisons passer sur l'extrémité des pattes de devant, sur les bords de la bouche, un très faible courant induit. Immédiatement, il se produit dans les membres inférieurs des mouvements de fuite.

9 heures. Nous touchons les nerfs lombaires, contraction énergique dans les membres inférieurs, nous touchons la cornée avec un peu d'acide acétique; léger mouvement dans les membres postérieurs.

9 heurs 10. En pressant avec une très grande violence la patte de devant droite, nous arrivons à déterminer dans les membres inférieurs un léger mouvement. Si nous faisons passer un faible

courant induit dans le train antérieur, immédiatement violentes contractions dans tout le train postérieur.

Les membres inférieurs sont toujours dans la flexion; si nous les étendons ils reviennent d'eux mêmes dans leur première position.

9 heures 20. On a beau pincer, piquer, avec violence les deux pattes de devant, on ne voit aucun mouvement. Mais si nous piquons, si nous pinçons la peau du dos, entre les deux yeux, près des oreilles, les membres inférieurs s'agitent comme pour fuir. Les mêmes mouvements se produisent, toutes les fois que l'on pince la peau d'un des points quelconque du dos.

Si on pique une cuisse la grenouille saute et avec énergie.

9 heures 30. La sensibilité de la peau, se traduit par les mêmes mouvements, mais les pattes de devant sont absolument insensibles à toute excitation.

9 heures 40. Nous piquons une cuisse; la grenouille exécute un saut avec une telle violence qu'elle triomphe des obstacles mis à sa fuite, au moyen d'épingles, se croisant au niveau de la région lombaire.

9 heures 50. En pinçant la peau du dos, mouvement léger dans les membres inférieurs. Ces derniers commencent à perdre de leur force. On les étend, et ils ne reviennent plus aisément dans la flexion.

Nous les piquons, les contractions ne sont plus aussi violentes. Un faible courant électrique les fait énergiquement contracter.

10 heures. Nous piquons les deux cuisses. Nous ne déterminons de mouvement dans aucune d'elles.

Si encore nous piquons la peau du dos, nous déterminons à la racine même des membres inférieurs quelques petites contractions qui portent le membre du côté de la piqûre.

Sous l'influence du courant induit le plus faible possible, tous les muscles se contractent fort bien.

10 heures 20. Nous électrisons le bout du nez. Aucun mouvement dans les pattes de devant; mais dans les membres inférieurs, surtout en haut mouvement léger de torsion.

10 heures 30. En pinçant la peau au niveau des oreilles on obtient encore de faibles mouvements dans la partie supérieure du membre inférieur, l'électricité le fait contracter fort bien.

Nous ouvrons le thorax, le cœur bat bien, quoique lentement, il continue à battre ainsi pendant une heure.

Voici une autre expérience qui renferme quelques détails importants.

31. Nous prenons une grenouille, nous lui lions l'artère iliaque droite, puis nous injectons dans la patte antérieure droite, deux gouttes d'une solution au 1/10 de pelletiérine β.

Au bout de deux minutes contractions du train antérieur; paralysie de la partie injectée, etc.

Notons le fait; au moment de l'injection, la pupille du côté de l'injection se dilate, alors que du côté opposé elle se contracte, puis quelque temps après c'est le phénomène inverse qui se produit.

En cinq minutes la paralysie est complète; sauf pour le membre inférieur droit dont l'artère a été liée; la cuisse est dans la flexion et quand on l'étend elle revient à la flexion.

Si vous piquez un point quelconque du corps, cette cuisse, ou plutôt ce membre, fait certains mouvements de défense. Nous disséquons la cuisse gauche et nous isolons le nerf sciatique, qui s'appuie sur une baguette de bois bien sèche. Nous appliquons les deux pôles d'un faible courant induit sur le nerf seul; nous déterminons dans tout le membre correspondant et dans le membre opposé des contractions violentes.

Nous recommençons plusieurs fois l'expérience, et nous obtenons le même résultat. Enfin, après une heure nous électrisons encore le nerf sciatique seul. Cette fois, nous n'obtenons aucun mouvement dans le membre inférieur correspondant, ni dans le membre opposé. Mais si nous appliquons les pôles sur les muscles, il y a violentes contractions.

L'autre membre inférieur dont l'artère a été liée se contracte encore manifestement, soit qu'on le pique lui-même, soit qu'on pique un point quelconque du corps.

Mais, *chose importante*, quelle que soit la force du courant qui traverse le nerf sciatique gauche on ne détermine aucun mouvement ni dans le membre gauche, ni dans le membre droit, ni ailleurs.

Il faut bien le reconnaître, si, comme le montrent ces deux expériences, les parties de la grenouille préservées du poison par des ligatures s'agitent en divers sens, aussitôt qu'on lèse un point quelconque de la partie de corps empoisonné, c'est que la pelletiérine n'éteint pas la sensibilité. Ce sont là des mouvements réflexes qui, pour se produire, exigent nécessairement le concours d'un nerf sensible.

« Le nerf sensitif, dit Claude Bernard, est l'excitant du nerf moteur comme le nerf moteur est à son tour l'excitant du muscle dans lequel il se distribue. »

Seulement nous ferons remarquer qu'il y a des parties chez ces grenouilles, qui nous ont paru conserver leur sensibilité plus longtemps que d'autres. C'est ainsi que, alors que les pattes de devant se montraient absolument inertes, insensibles aux plus violentes irritations ; la peau du dos, la cornée traduisaient leur sensibilité, non encore éteinte, par de légers mouvements défensifs dans le train postérieur.

Quoi qu'il en soit, il y a, selon nous, un fait acquis ; c'est que les nerfs sensitifs sont respectés par la pelletiérine.

Nous avons souvent renouvelé ces expériences dans la crainte de nous tromper et toujours elles nous ont donné les mêmes résultats.

Cependant, il y a un point obscur et que, malgré tout, nous n'avons pu éclaircir. Nous tenons à le signaler.

Dans la dernière expérience nous voyons que le nerf sciatique gauche isolé donne, aussitôt après l'injection et au contact d'un courant électrique, de fortes contractions et dans le membre inférieur correspondant et dans le membre opposé.

Mais, si, quelques instants après, on électrise de nouveau ce même nerf sciatique, on n'obtient de contractions ni dans le membre correspondant ni dans le membre opposé.

Nous comprenons fort bien que, dans les premiers instants, quand le poison n'a pas suffisamment agi, l'excitation d'un nerf moteur produise une contraction, et l'excitation d'un nerf sensible, des mouvements réflexes dans les autres parties du corps soustraites à l'influence de l'agent toxique.

Mais que penser lorsque, quelques instants plus tard, la même excitation portée sur le même nerf devient également impuissante et à déterminer une contraction dans les muscles où il se distribue et à provoquer des mouvements réflexes dans les parties éloignées absolument indemnes ? Car, il ne faut pas l'oublier, le nerf sciatique est un nerf mixte composé tout à fois de nerfs moteurs et de nerfs sensitifs.

Ce fait n'est-il pas de nature à nous faire croire que, dans le nerf mixte, les propriétés sensitives aussi bien que les propriétés motrices sont abolies ?

Et ce n'est pas une fois par hasard que nous avons constaté ce fait. Nous l'avons relevé chaque fois que nous faisions une expérience.

Voilà l'objection. Nous la donnons pour ce qu'elle vaut. Nous espérons que des recherches mieux conduites pourront peut-être la lever.

Quoi qu'il en soit, nous nepensons pas qu'elle puisse affaiblir l'opinion que nous avons déjà exprimée, à savoir que la pelletiérine n'altère pas la sensibilité. Des expériences rigoureuses nous l'ont trop souvent démontré, et quelles que soient les réserves qu'on puisse faire en tout état de cause, il nous semble difficile même devant un simple fait, jusqu'à présent inexplicable, de nier ce qu'on a pu constater dans de très nombreuses circonstances.

IV. — Ainsi donc, la paralysie qui frappe un animal sous la peau duquel on a injecté de la pelletiérine n'a point sa cause dans l'abolition de la sensibilité ; elle dépend, selon toute apparence, de lésions qui se localisent sur les nerfs moteurs et leur font perdre leurs propriétés physiologiques.

Les nerfs moteurs sont-ils tous frappés en même temps? Les mouvements volontaires, et les mouvements réflexes sont-ils simultanement abolis?

Les mouvements volontaires disparaissent les premiers. Presque aussitôt après l'injection, si la dose est toxique, l'animal prend une attitude de surprise; son regard se fixe, des convulsions ou des contractures éclatent, puis les membres deviennent lâches, traînants, et enfin complètement paralysés. Immobile dans la position où on l'a placé, l'animal est incapable de bouger.

Mais si, à ce moment même, on pince très vivement une patte; si, surtout, on fait passer un très faible courant électrique dans la partie antérieure du corps, on détermine dans le train postérieur de violentes contractions.

Il est donc bien évident que les mouvements réflexes survivent aux mouvements volontaires; leur durée est variable; elle est dans un rapport inverse avec la quantité de poison introduit sous la peau.

L'abolition des mouvements volontaires, comme des mouvements réflexes, est singulièremeut retardée par l'absorption de la pelletiérine par voie stomacale.

Plusieurs fois, nous avons fait avaler à une grenouille 3 et 6 gouttes d'une solution de l'alcaloïde au 1/10e.

Dans ces cas, jamais la grenouille n'a eu ni convulsions, ni contracture, et les phénomènes d'intoxication ne se sont produits que six heures, douze heures après l'ingestion.

Les mouvements volontaires s'affaiblissaient visiblement à chaque heure, mais les progrès de cette impuissance motrice étaient fort lents.

Et quand la résolution musculaire était devenue complète, longtemps encore après une irritation faradique pouvait déterminer dans les membres, éloignés du point irrité, de violentes contractions.

C'est ainsi que nous avons vu une grenouille qui avait avalé 3 gouttes de pelletiérine présenter encore ces derniers phénomènes douze heures après l'ingestion.

Finalement, elle succomba.

Ainsi donc, ce sont les mouvements volontaires qui sont les premiers supprimés, puis, enfin, les mouvements réflexes. C'est là, évidemment, un processus en rapport avec les altérations croissantes des nerfs moteurs. (V. plus loin.)

En est-il de même pour les nerfs moteurs de la vie de relation et pour ceux de la vie végétative? C'est là une question que nos observations nous permettent de résoudre, pour une bonne partie du moins.

Voici une grenouille. Nous lui introduisons sous la peau 5 gouttes de pelletiérine. Après un peu de raideur, tous ses membres tombent dans la résolution. Mais nous voyons quelques mouvements persister; ce sont eux que l'appareil hyoïdien accomplit, avec l'énergie du désespoir si l'on veut; mais qu'il exécute fort bien. Les muscles abdominaux eux-mêmes ne sont pas immobiles ; ils se contractent, comme pour appeler une grande quantité d'air dans la poitrine. Ce n'est qu'au bout de quelques instants, après une lutte où ils succombent, que ces derniers muscles, hyoïdiens et abdominaux, deviennent immobiles comme ceux des membres.

Ainsi, il faut bien le remarquer, les nerfs qui se distribuent aux muscles des appareils respiratoires sont lésés plus tardivement que les autres. Et cela n'est pas seulement vrai pour les grenouilles, c'est encore vrai pour tous les animaux que nous avons pu bien observer.

Nous savons encore que l'organe central de la circulation

est fort longtemps respecté par la pelletierine. C'est lui qui est atteint le dernier dans tous les cas. Ses mouvements ne s'arrêtent que lorsque la respiration est suspendue, du moins chez les mammifères. Chez les batraciens, qui jouissent d'une respiration cutanée fort active, le cœur continue à battre alors que tous les autres organes paraissent, depuis longtemps, frappés de mort; il s'arrête enfin, mais aux atteintes tardives de l'intoxication.

L'iris est un des organes les premiers touchés par la pelletiérine. Aussitôt après l'injection, il se contracte énergiquement, mais plus particulièrement du côté même de l'injection (1). On peut même, en faisant plusieurs injections successives, soit à droite, soit à gauche, modifier alternativement l'état de la pupille.

Elle sera toujours plus resserrée du côté de l'injection. Puis, après un certain temps, la pupille devient immobile. Ni la lumière, ni les excitations directes ou éloignées ne peuvent alors la faire dilater ou contracter. Le regard acquiert un degré de fixité étrange, quand les paupières, ce qui arrive assez souvent, ne le couvrent pas.

Enfin, il serait intéressant de savoir si le système moteur de la vie végétative est également frappé de paralysie par la pelletiérine. Pour notre part, nous ne pensons pas que le système jouisse d'une immunité complète à l'égard de ce poison. Il doit évidemment être atteint. L'arret du cœur chez les grenouilles, ces phénomènes céphaliques tout particuliers que nous avons observés chez l'homme et qui dépendent vraisemblablement d'un trouble dans la circulation de l'encéphale, sont des faits qui attestent une action toxique sur le système nerveux végétatif.

(1) Dans deux cas, nous avons observé le phénomène inverse. Il faut ajouter qu'il n'a été que passager. La pupille du côté injecté, peu d'instants après l'injection, devint plus contractée que celle du côté opposé.

Les expériences (1) que nous avons instituées dans le but de mieux préciser cette action ne nous ont pas donné des résultats aussi décisifs que nous l'aurions souhaité. Aussi, préférons-nous nous abstenir de toute opinion trop précise, réservant ces délicates questions pour des études ultérieures. (Voyez plus loin aux conclusions.)

V. — Arrivons enfin à déterminer le point du nerf moteur dont la pelletiérine détruit les propriétés physiologiques. Nous savons qu'un nerf moteur se compose de trois parties fort distinctes : d'une cellule centrale grise ; d'un cordon, organe de transmission du fluide nerveux de la cellule grise ; et enfin de parties périphériques, appelées plaques terminales et directement en rapport avec les fibres musculaires.

Chacune de ces parties peuvent être atteintes dans leurs propriétés, et il en résulte des troubles moteurs qui, pour avoir des caractères semblables, n'en ont pas moins une origine différente.

Voyons donc, si c'est la partie centrale, intermédiaire, ou périphérique du nerf moteur qui est lésée.

Qu'on nous permette de rappeler encore ici la fameuse expérience de Claude Bernard.

Voici une grenouille : au niveau de la région lombaire nous lions tout, sauf les nerfs lombaires. Le train postérieur ne se rattache au tronc que par les nerfs lombaires et par la colonne vertébrale intacte. Dans ces conditions,

(1) Nous avons injecté plusieurs fois, sous la peau d'un de nos malades, 0,50 centigr. de sulfate de pelletiérine, dose assurément considérable, sans pouvoir déterminer dans l'état du pouls et de la température de modification sensible.

Et cependant les troubles céphaliques étaient extrêmement intenses.

nous injectons sous la peau d'une patte de devant 5 gouttes de pelletiérine. Tout le train antérieur qui reçoit un sang chargé de principes toxiques est complètement paralysé; le train postérieur, préservé par la ligature de l'aorte, jouit au contraire, d'une intégrité absolue dans tous ses mouvements. Pique-t-on la grenouille dans un point quelconque du train antérieur : immédiatement elle exécute de formidables sauts pour fuir; la jette-t-on dans l'eau : elle nage comme à l'ordinaire.

En un mot, elle se livre à toute une série de mouvements bien coordonnés, en harmonie avec les impressions venues du dehors. Ce sont là, n'est-il pas vrai, des mouvements réflexes dans toute leur pureté.

Eh bien, nous l'avons déjà dit, un mouvement réflexe, exige, pour se produire, l'intégrité complète de toutes les parties qui concourent à le former.

Si donc le nerf sensitif doit avoir conservé son excitabilité, les cellules centrales doivent, à leur tour, pouvoir transformer une impression sentie en une incitation motrice. Cette dernière se réfléchit ensuite à travers le nerf moteur jusque dans le muscle périphérique.

Nous ne pouvons donc pas hésiter; dans les conditions où nous avons placé notre grenouille, les mouvements réflexes se manifestent avec une grande énergie. Nous sommes bien, dès lors, obligés d'admettre que, non-seulement la sensibilité est conservée, ce que nous avons déjà vu, mais encore que les parties centrales, c'est-à-dire les cellules nerveuses de la moelle, ont conservé toutes leurs propriétés. Et qu'on ne vienne pas soutenir que la moelle a été soustraite à l'action du poison; ce serait évidemment une erreur dans l'espèce, la ligature de l'aorte portant à la région lombaire et permettant par suite l'irrigation médullaire par un sang chargé de principes toxiques.

La même expérience, et le même raisonnement nous autorisent à reconnaître au nerf lui-même la même intégrité.

Evidemment un nerf altéré dans sa conductibilité rendrait nulle toute transmission de fluide nerveux, de la cellule centrale au muscle ; et par suite, un mouvement réflexe deviendrait impossible.

Si donc, chez un animal empoisonné par la pelletiérine les mouvements réflexes sont longtemps conservés, c'est que le nerf n'est lésé dans aucun de ses éléments.

L'intégrité du nerf a été mise en relief par une expérience plus directe, la voici :

Nous prenons une grenouille, et nous lui injectons sous la peau du dos cinq gouttes de pelletiérine en quelques instants, elle est complètement paralysée.

Après quelques minutes nous coupons la cuisse droite, à l'exception du nerf sciatique. Nous excitons ce nerf par un courant faradique assez fort ; il ne donne aucune contraction. Cela fait, nous écartons le plus possible la cuisse coupée du tronc, de façon à les séparer par un assez grand intervalle. Nous appliquons ensuite le pôle d'une pile sur la jambe séparée du tronc, et l'autre pôle sur le thorax, de manière à forcer le courant électrique à passer à travers le nerf sciatique.

Eh bien, dans ces conditions, nous avons observé que nous obtenions de fortes contractions soit au niveau du thorax, soit au niveau de la jambe.

La preuve que le courant passait à travers le nerf sciatique était ainsi établie.

M. Jaillet émit l'idée que, dans cette circonstance, le nerf sciatique était réduit au rôle d'un simple cordon conducteur, pouvant même être remplacé par un fil métallique. Il tenta l'expérience, qui lui donna pleinement raison.

Ces faits démontrent que si le nerf n'est plus excitable, et pour cause, il a du moins conservé sa conductibilité à l'égard du fluide nerveux et du fluide électrique.

Si nous ne pouvons localiser la lésion du nerf moteur, ni dans sa partie centrale, ni dans sa partie intermédiaire, pouvons-nous la placer dans sa portion périphérique ? Il nous semble que c'est là, en effet, que se trouve le nœud de la question.

Nous ne reviendrons pas sur les expériences que nous avons déjà données, et qui sont si démonstratives à cet égard.

Il suffit qu'on se rappelle que les centres nerveux, que les nerfs qui s'en détachent, bien que arrosés par un sang chargé de pelletiérine, conservent toute leurs propriétés physiologiques. Les muscles eux-mêmes, auxquels ces nerfs se distribuent, présentent la même immunité à l'égard de ce poison. Où donc alors, placer le siége des lésions que détermine notre alcaloïde, et pouvant frapper les membres d'une paralysie complète ?

Vraiment, n'est-on pas tenté de rapprocher la pelletiérine de curare et de rechercher, dans une modification histochimique des plaques motrices, le secret de tous les phénomènes toxiques ?

Il est certain que, comme le curare, la pelletiérine agit sur l'extrémité des nerfs moteurs. Voici une expérience qui met ce fait hors de doute, et que Claude Bernard institua le premier pour ce terrible poison des flèches :

Expérience du 17 août 1879.

32. Nous coupons les deux cuisses à une grenouille au-dessous d'une ligature embrassant tout le membre.

Nous isolons le nerf sciatique dans une certaine étendue, et cela pour les deux cuisses.

Puis, dans une solution comprenant 0,10 centig de pelletiérine pour 10 gram. d'eau distillée, nous plongeons une des cuisses dépouillée de sa peau, en maintenant au dehors du liquide le nerf sciatique; dans cette même solution, nous faisons également plonger non plus les chairs de l'autre cuisse, mais le nerf sciatique seul, cette portion que nous avons isolée.

Nous laissons ainsi, muscles et nerfs, dans ce bain, pendant un quart d'heure. Ce temps écoulé, nous retirons l'une et l'autre cuisses, et nous faradisons l'extrémité périphérique des deux nerfs sciatiques.

La cuisse dont les chairs ont plongé pendant un quart d'heure dans la solution de pelletiérine, reste absolument inerte, quand on électrise le *nerf sciatique seul*. Mais si on fait passer le courant dans les muscles mêmes, ils se contractent énergiquement.

La cuisse dont le nerf sciatique seul a plongé dans le bain de pelletiérine, donne, quand on électrise l'extrémité périphérique de ce nerf, de très fortes contractions dans tout le membre.

Si on électrise les muscles eux-mêmes, ils donnent encore de violentes contractions.

Cette expérience nous parait tellement probante que nous ne voulons pas y insister davantage.

Maintenant; est-ce bien la plaque de Rouget qui est intéressée dans l'intoxication par la pelletiérine ?

Nous ne pourrions, à coup sûr, l'affirmer, puisque les modifications dont elle peut être le siège ne sont guère saisissables par nos moyens d'investigation.

Mais, nous le pensons en face de l'intégrité absolue des nerfs et des muscles. Il faut bien admettre qu'il y a entre ces deux éléments une substance distincte au point de vue anatomique et physiologique, lieu d'élection des poisons musculaires dont le curare est le type le plus parfait. C'est là l'opinion que nos maîtres partagent, et sur laquelle on nous permettra de nous arrêter.

Une question bien intéressante nous resterait à résoudre : celle de savoir comment, et dans combien de temps, s'élimine la pelletiérine, question assez délicate à laquelle nous n'avons pas encore pu toucher.

Nous savons, toutefois, que la pelletiérine est volatile; et d'autre part, que les manifestations toxiques ne s'étendent pas au-delà de plusieurs heures. (1)

En nous fondant sur ces données certaines, nous avons tout lieu de croire que la pelletiérine s'élimine par les émonctoires naturels des principes volatils de l'économie; c'est-à-dire la surface pulmonaire et la surface cutanée. (2)

Nous pensons, en outre, que cette élimination est accomplie quand les phénomènes d'intoxication ont cessé de se produire.

C'est là une solution que nous donnons sous toutes réserves. Des études ultérieures nous permettront très probablement de mieux préciser, et d'éclaircir ce point encore obscur avec toutes les lumières de la physique et de la chimie.

(1) Chez quelques malades, ces effets toxiques ont eu une plus longue durée. Mais ce sont làde véritables exceptions, dont peut rendre compte parfois, l'état nerveux ou maladif du sujet.

(2) Les urines ne sont nullement modifiées. Landrieux, Journal de thérapeutique, 25 avril 1879.

IV. — CONCLUSIONS.

Si, maintenant, après ces recherches physiologiques chez les animaux, nous nous efforçons de nous rendre compte des phénomènes observés chez l'homme, nous arrivons à cette conclusion : qu'il est possible de les rapporter, nous dirions tous volontiers, à l'action propre que la pelletiérine exerce sur l'ensemble du système névro-musculaire.

La parésie des membres inférieurs, constatée dans un grand nombre de cas où les malades avaient ingéré la pelletiérine, n'est-elle pas le premier degré de cette paralysie complète observée chez les animaux soumis à l'influence de doses un peu élevées du même alcaloïde?

Il est probable que, si nous avions pu introduire dans les tissus de l'homme des quantités de pelletiérine plus considérables que ne le permettait la prudence la plus élémentaire, nous aurions déterminé chez lui, comme chez les animaux, des phénomènes paralytiques, non plus d'une courte durée, mais persistants au point d'éteindre la vie.

Les troubles de la vue (1), les vertiges qui se produisent presque constamment chez l'homme, doivent encore, selon nous, tenir à un désordre de l'innervation vaso-motrice, retentissant sur tout le système vasculaire.

La céphalalgie, la pesanteur de tête, la somnolence, la contraction pupillaire, l'absence de toute excitation céré-

(1) La diplopie, la pesanteur de la paupière supérieure, sont dues à la parésie ou paralysie des muscles propres du globe oculaire. Il n'est ici question que des brouillards et autres sensations insolites de l'organe visuel.

brale, sont autant de signes qui nous paraissent indiquer une congestion passive de l'encéphale.

D'où peut-elle dépendre?

D'une modification dans le jeu du cœur? Dans la contractibilité des parois vasculaires?

Il est fort difficile de le dire, du moins chez l'homme, dont le cœur, le pouls, et la température ne paraissent qu'exceptionnellement influencés par la pelletiérine?

Et pour nous en convaincre, nous ne nous sommes pas implement contenté des témoignages des cliniciens éminents dont nous invoquons d'ordinaire l'autorité; nous avons institué des expériences directes; nous avons injecté sous la peau d'un de nos malades des quantités relativement considérables de pelletiérine, et cela, sans jamais produire, dans le cœur, le pouls et la température, de modification sensible.

Il est, cependant, incontestable que des faits contraires ont été publiés. On a remarqué quelquefois une chute, même assez forte, du pouls.

M. Tanret (1) se cite lui-même comme exemple.

M. Bérenger-Feraud cite également un cas où la chute fut de soixante-douze à soixante pulsations par minute. Nous même, dans nos observations, nous trouvons un malade dont le pouls descendit de 80 à 51 pulsations par minutes.

A côté de ces faits, il faut rappeler que, dans d'autres cas, le pouls devint très fréquent et la température très élevée. Signalons enfin les observations assez nombreuses dans lesquelles M. le Dr Bérenger-Féraud a remarqué comme premier phénomène des bouffées de chaleur mon-

(1) Bulletin de thérap., 30 mai 1878.

tant à la face, de la moiteur de la peau, et même des sueurs abondantes.

Mais ces faits, si rares qu'ils soient ; si singuliers qu'ils paraissent, ne témoignent-ils pas en faveur d'un trouble circulatoire !

Et d'ailleurs, qu'y a-t-il de plus vraisemblable que ce trouble cardiaque ou vasculaire ?

Ne le voyons-nous pas se produire chez la grenouille dès le début de l'intoxication ?

Le cœur ne se contracte plus, ni avec la même fréquence, ni avec la même énergie. La dilatation du ventricule n'est plus aussi large ; il ne reçoit qu'une faible quantité de sang ; et la colonne sanguine, lancée dans l'aorte, est diminuée d'autant.

Ces phénomènes, si apparents chez la grenouille, ne pourraient-ils pas se produire chez l'homme ; mais à un degré bien moindre, en rapport avec la faible quantité de toxique introduite dans ses tissus ? (1)

Et nous sommes d'autant plus portés à croire que tous les troubles céphaliques dépendent d'un désordre circulatoire que nos expériences précédentes nous ont montré, par la persistance fort longue des mouvements réflexes, l'intégrité complète des centres nerveux sous l'influence de la pelletiérine.

Si telle est notre opinion, nous devons ajouter qu'elle n'est pas absolue. Nous faisons les réserves qu'imposent certains faits qui, sans s'exclure, ne semblent pas concorder sur tous les poiuts.

(1) Nous donnons plus loin une observation de M. le Dr Bérenger-Féraud, où il est constaté que le cœur est non-seulement ralenti, mais encore irrégulier et intermittent. Ce fait, isolé il est vrai, ne témoigne-t-il pas d'un trouble profond de l'organe central de la circulation sous l'influence de la pelletiérine ?

C'est ainsi que chez les grenouilles, aussitôt après une injection sous-cutanée de pelletiérine, on constate des convulsions et des contractures. On ne peut les rapporter à l'asphxie, puisqu'elles se produisent immédiatement après l'injection, quand la respiration pulmonaire est encore normale. Elles semblent, nous disons, elle semblent tenir à une action directe sur les centres nerveux, à une exaltation fonctionnelle.

Chez l'homme, il en est tout autrement. Les phénomènes subjectifs qu'il accuse sont ceux d'une profonde dépression; les troubles céphaliques sont ceux qu'on observe dans toute stase veineuse un peu étendue de l'encéphale (1).

Ces phénomènes si différents reconnaissent-ils pour cause une modification directe de l'innervation, ou un trouble circulatoire ? N'y a-t-il là qu'une simple question de dose ?

Ce qui est certain, et c'est la conclusion la plus claire de ces études, c'est que la pelletiérine, quel que soit son mode d'action, donne lieu, à petites doses seulement, à des phénomènes de dépression ; tandis que à hautes doses, elle produit d'abord des phénomènes d'excitation, puis des phénomènes de dépression.

Cette double action n'a rien qui doive nous surprendre ; elle appartient à plusieurs poisons, et notamment au cu-

(1) Ce travail venait d'être terminé, quand nous eûmes la pensée d'examiner le fond de l'œil d'un malade, sous la peau duquel nous avions injecté 30 centigrammes de sulfate de pelletiérine β. Cet examen a été pratiqué avant l'injection ; puis après l'injection, au moment ou les phénomènes toxiques étaient des plus violents. Le résultat a été celui que nous avions prévu; c'est-à-dire que tous les vaisseaux du fond de l'œil étaient fort dilatés et remplis d'un sang bleuâtre.

Cet examen a été renouvelé plusieurs fois depuis ; et nous ne connaissons aucun fait qui soit venu démentir les premiers résultats obtenus.

rare, d'après les recherches du professeur Vulpian, exposées dans les leçons publiées par le journal l'*École de médecine.*

L'impuissance motrice, avec toutes ses suites, que la pelletiérine détermine chez les sangsues, nous rend compte de l'action thérapeutique de cet alcaloïde.

La sangsue, d'abord privée de mouvements, meurt ensuite si l'action toxique se prolonge.

Nous pensons qu'il doit en être de même pour l'entozoaire, un helminthe comme la sangsue.

La pelletiérine, par son premier contact, doit le priver de l'usage de ses ventouses, ou de tout autre appareil lui permettant de se fixer sur les parois intestinales ; puis le contact de l'alcaloïde se prolongeant, l'animal finit par mourir complètement empoisonné.

C'est là une explication fort rationnelle, et que va rendre plus évidente encore les nombreuses observations que nous allons donner sur l'emploi thérapeutique de la pelletiérine.

ACTION THÉRAPEUTIQUE

Arrivons à l'action thérapeutique de la pelletiérine ; on ne lui a demandé, jusqu'à ce jour, que d'être tænifuge ; nous verrons plus loin si elle possède d'autres propriétés.

C'est à Troyes que, pour la première fois, il fut reconnu que l'alcaloïde découvert par M. Tanret contenait bien les principes ténicides de l'écorce de grenadier (1878). Depuis, des praticiens des plus distingués, tels que MM. Laboulbène, Dujardin-Beaumetz, Béranger-Féraud, Proust, Fernet, Landrieux, etc., administrèrent la pelletiérine à l'occasion, et ils n'eurent, dans le plus grand nombre des cas, qu'à s'en louer. Mais laissons parler les faits. Ici, ils sont à leur place, et rien ne saurait prévaloir contre la vérité brutale qu'ils exposent. Disons seulement que nous avons emprunté ces faits un peu partout.

Ce n'est pas encore chose très communeq u'un tænia dans une salle d'hôpital. On ne saurait, assurement, le regretter. Il nous a donc fallu prendre notre bien là où nous avons pu le trouver. Et, avouons-le, les publications périodiques nous ont été d'un grand secours. C'est ainsi que nous avons beaucoup emprunté au Bulletin de thérapeutique, au Journal de thérapeutique, tribunes choisies, on sont soigneusement rapportés tous les faits qui intéressent la matière médicale. En agissant ainsi, il nous a été possible de réunir un assez grand nombre d'observations, formant un ensemble assez imposant pour permettre, à l'esprit le plus prévenu, de juger en connaissance de cause, de la valeur thérapeutique des sels de pelletiérine.

Nous avons partagé nos observations en deux séries relatives, la première, au sulfate de pelletiérine ; la seconde, au tannate du même alcaloïde.

Chacune de ces deux séries sera, à son tour, partagée en deux groupes :

Le premier comprendra tous les succès ;

Le second, tous les insuccès.

En terminant, nous donnerons un tableau synoptique de tous les faits mentionnés, qui permettra, d'un seul coup d'œil, de voir, de juger et de comparer les résultats obtenus (1).

Sulfate de pelletiérine. § I. SUCCÈS.

Observation I.

Hôpital Beaujon, service du professeur Gubler. Dr Landrieux, suppléant.

(Observation recueillie par M. Le Vaillant, externe, et publiée dans le Journal de thérapeutique du 25 avril 1879.)

Sulfate (deux fois), succès.

Le nommé P..., âgé de 30 ans, garçon de magasin, entre à l'hôpital, le 7 mars dernier. P... est d'une constitution vigoureuse, et ne présente rien à noter dans ses antécédents héréditaires, ni personnels.

Jusqu'en 1870, il s'est toujours bien porté; à cette époque il fut prisonnier en Allemagne, fut mal nourri, eut une dyssenterie pour laquelle il resta 4 jours à l hôpital

Il y a 5 mois, le malade vit qu'il rendait, en allant à la selle, des cucurbitins de tænia; en même temps, il avait tous les matins, des sensations de chatouillements à la gorge et des crampes d'estomac ; depuis un mois, les anneaux de tænia sortent spontanément.

Le 15 janvier, le malade prit 50 grammes d'écorce de grenadier, et il rendit 5 à 6 mètres de tænia.

N'ayant pas trouvé la tête, il renouvelle cette dose; expulse encore 5 à 6 mètres, mais sans la tête.

Aussitôt son entrée] dans le service on lui donne 0,50 de sul-

(1) Les observations les plus intéressantes, au point de vue physiologique, sont placées en tête de chacun des groupes.

fate de pelletiérine et deux heures après on lui fait prendre 20 gr. d'huile de ricin.

Le malade n'éprouve ni coliques, ni mal de tête. Sept heures seulement après l'ingestion du médicament, il rend 13 mètres de tænia, mais sans la tête.

Le lendemain, on administre de nouveau 0,50 centig. de sulfate de pelletiérine; une heure après, on donne de l'huile de ricin; 3 heures après, le malade rend la tête d'un tænia inerme.

Observation II.

De M. Bérenger-Féraud (Sulfate, succès).

Le docteur B..., a contracté le tænia à Toulon en faisant usage de la viande crue au retour d'une campagne dans l'océan Pacifique, 50 ans, constitution fatiguée par la navigation et le séjour colonial, me demande une dose de pelletiérine qu'il prendra suivant les indications que je lui fournirai.

Peu après l'ingestion du médicament (10 à 12 minutes), les phénomènes d'intoxication se montrent assez énergiquement; malaises, bouffées de chaleur alternant avec la sueur qui devient froide peu après, sentiment de fatigue, de dépression musculaire; étourdissement, vertiges, manque de synergie dans les mouvements; vue trouble, sensation d'un brouillard devant les yeux, lecture impossible, diplopie. Tous ces phénomènes durent environ 2 heures et cessent peu à peu. A ce moment huile de ricin, 30 grammes; l'action purgative ne semble pas devoir se produire; lavement émollient qui ne fait rien évacuer; lavement salin qui provoque une selle dans laquelle on trouve un tænia inerme de plusieurs mètres de longueur avec la tête.

Tout le corps paraissait privé de vie, mais la tête mise sur le porte objet du microscope, presque aussitôt son expulsion, était douée encore de quelques mouvements.

Observation III.

De M. Bérenger-Féraud (Sulfate, succès).

Michel, soldat d'infanterie de marine, Alpes-Maritimes; tænia de Cochinchine depuis 5 mois, pas de traitement; entré le 19 mars

1879 à Saint-Mandrier ; les anneaux sont constatés le 19, régime lacté.

Le 20, 50 centigr. de sulfate de pelletiérine. Au moment de l'ingestion de la pelletiérine, pouls, 72 ; température, 37, dix minutes après l'ingestion (10 h. 15), vertiges, brouillard devant les yeux, lassitude générale ; douleurs vagues dans les membres ; température, 36,8 ; pouls 62, très irrégulier.

10 h. 30. Vomissements d'un quart de liquide ingéré, nausées.

11. Persistances des troubles ; les nausées sont dissipées ; température 37,6 ; pouls 60 : 30 grammes d'huile de ricin émulsionnée.

11 h. 30. L'état de malaise a presque disparu, plus de troubles de la vision, presque plus de vertiges, encore un peu d'engourdissement des membres ; température 36,8, pouls 65.

2 h. 30. Le malade est entièrement remis ; pas de selles, lavement purgatif.

5 h. du soir. Expulsion de deux tænias avec leur tête.

Observation IV.

Sulfate, succès (de M. Bérenger-Féraud).

Souanon, 24 ans, soldat d'infanterie de marine ; tænia de Cochinchine, pas de traitement, entré le 18 avril, le 23, le ver est constaté; cet homme à la diarrhée de Cochinchine.

Le 24, 40 centigr. de sulfate de pelletiérine et 30 gram. d'huile de ricin, le soir expulsion d'un tænia de 6 mètres de long avec la tête.

Observation V.

Sulfate, succès (de M. Bérenger-Féraud).

Mathon, 25 ans, matelot chauffeur. Lot-et-Garonne ; tænia contracté en Cochinchine il y a 8 mois, n'a encore fait aucun traitement, entré le 7 février 1879 à Saint-Mandrier ; des anneaux sont constatés dans les selles le 9, 2 litres de lait et pain pour le repas du soir.

Le 10, je lui administre 40 centigr. de sulfate de pelletiérine, 10 minutes après l'ingestion, malaise, bouffées de chaleur, quelques vertiges, éblouissements, nausées, pas de modification de pouls ni de température du sujet. Deux heures après, tout phénomène insolite a disparu ; 30 gram. d'huile de ricin émulsionnée.

Quatre heures après le purgatif, expulsion d'un tænia mort de 5 à 6 mètres de long avec la tête.

Observation VI.

Sulfate, succès (de M. Bérenger-Féraud).

Robert, âgé de 19 ans, matelot voilier, s'est aperçu qu'il a le tænia, il y a un mois, étant embarqué sur un navire en station sur les côtes de Grèce. Entré à Saint-Mandrier, le 14 mars 1879 pour bronchite et tænia, le 17, les anneaux sont constatés dans les selles ; on donne trois litres de lait pour tout aliment, le 18, 50 centigr, de sulfate de pelletiérine ; deux heures après, 30 grammes d'huile de ricin. Vertiges intenses, peu de nausées, troubles de la vue ; deux heures après la purgation, expulsion d'un tænia de 6 mètres et demi avec la tête.

Observation VII.

Sulfate, succès (de M. Bérenger-Féraud).

M. X..., 24 ans, tænia de Cochinchine. le 18 février 1879, 50 centigr. de sulfate de pelletiérine, d'après les errements des autres observations, vertiges, troubles visuels, fourmillements etc., etc., huile de ricin ; lavement purgatif deux heures après ; expulsion d'un tænia avec la tête.

Observation VIII.

Sulfate, succès (de M. Bérenger-Féraud).

Dreuil, 25 ans, soldat de marine, Hérault; tœnia de Cochinchine, coliques, anorexie, vertiges le matin. Entré le 11 avril ; les anneaux sont constatés aussitôt.

Le 12, 40 centigr. de sulfate de pelletiérine et 30 gr. d'eau-de-vie allemande ; phénomènes d'intoxication pendant trois heures.

A 3 h. de l'après midi, une première selle contenant la majeure partie d'un tænia sans la tête, à 5 heures une autre selle avec autre portion du ver, tête comprise, plusieurs selles dans la nuit, exeat le 14.

§ II. SUCCÈS DOUTEUX

Sous le titre de : *Insuccès douteux*, nous avons réuni les observations qui peuvent présenter quelque doute quant aux résultats obtenus. Les portions de ver évacuées sont si fines, si voisines de la tête, qu'on hésite à croire à un insuccès du tænifuge. Chacun sait combien est facile la rupture de ce fil qui supporte la tête du ténia. Elle se produit sous des influences diverses, soit dans l'intestin même, soit dans les selles, lorsque la recherche un peu laborieuse en est confiée à un impatient. L'avenir seul pourra dire si les malades en question sont définitivement guéris de leur tænia. Quant à nous, nous sommes fort disposé à le croire, et c'est là le sentiment de nos maîtres.

Observation IX.

Sulfate, insuccès *d* (de M. Bérenger-Féraud).

Genneret, 24 ans, né à Paris, quartier-maître, mécanicien, entré le 19 mars 1878, atteint de tænia contracté en Cochinchine depuis le mois de janvier, pas de traitement antérieur, les anneaux étant constatés le 20, on donne deux litres de lait le soir, et le 21 à 9 h. et demie du matin, on administre le sulfate de pelletiérine. Au moment de l'ingestion, le pouls est à 68, la température à 37 degrés. Dix minutes après l'ingestion de la première dose, et sans que le pouls et la température aient encore varié, Genneret accuse quelques troubles visuels ; il lui semble qu'il a un brouillard devant les yeux, éprouvent de la difficulté à ouvrir les paupières.

9 h. 45. Ingestion de la seconde et dernière portion du médicament ; dix minutes après, pouls à 68, température 35,8 ; les troubles visuels persistent et augmentent ; la pesanteur des paupières est très marquée, vertiges, fourmillements dans les doigts et les 10teils.

10 h. 15. Cet état est de plus en plus accentué. Lassitude géné-

rale, douleurs vagues dans les membres; pouls à 60, température 36,8, le pouls est irrégulier, un peu intermittent, bouffées de chaleur à la face, moiteur assez marquée.

11 h. Même état; les troubles de la vue persistent, les vertiges diminuent, douleurs erratiques dans les membres, fourmillements dans les mollets, les orteils et les doigts; pouls à 72, température 36,8, le pouls est redevenu plus plein et plus régulier.

11 h. 30. Des paupières sont moins lourdes, crampes dans les membres, surtout aux mollets et aux mains.

12 h. Les troubles de la vue disparaissent, encore quelques vertiges, pouls à 64, température 36,5; les crampes ont cessé depuis un instant; 40 gram. de sulfate de soude.

2 h. Le malaise a presque entièrement disparu, pouls à 72, température 39,9; encore un peu d'étourdissement; le malade compare son état à celui d'un homme qui a légèrement bu.

3 h. L'état normal est entièrement revenu, pas de selles; lavement purgatif au séné et au sulfate de soude.

5 h. Une première selle diarrhéique, pendant laquelle il expulse 6 mètres de tænia mort avec une portion rétrécie et la majeure partie de la portion effilée; mais il manque, je crois, une longueur de 15 millimètres environ de cette portion pour faire la totalité de l'helminthe; l'examen le plus minutieux de cette selle et de deux suivantes n'a pas décélé cette partie du ver.

Observation X.

Sulfate, insuccès *d*.

Hôpital Saint-Antoine, service du Dr Dujardin-Beaumetz.

Le nommé N..., 33, est entré à l'hôpital le 5 septembre 1878, lit 13.

Cet homme est tuberculeux, il a fait usage de la viande crue.

Il est atteint d'un tænia, dont il rend des fragments.

Ce malade a déjà pris pour chasser son ver, du cousso, de l'écorce de grenadier, de l'huile éthérée de fougère mâle.

Le 15. Dans le service de M. le docteur Beaumetz, on met le malade à la diète lactée; puis le lendemain, à 10 h. du matin, on lui fait prendre une solution sirupeuse contenant 0,40 de sulfate de pelletiérine. 20 minutes après on administre au malade, 30 gr. d'huile de ricin.

A 12 h. le malade, après avoir éprouvé quelques phénomènes d'intoxication, rend un tænia de 3,70 de long.

A l'examen des dernières portions de ce ver, on trouve une partie d'une finesse excessive qui indique qu'on se trouve très près de la tête. Malheureusement le microscope ne révèle aucunement la présence d'un renflement composant la tête.

Observation XI.

Sulfate, insuccès *d*.

Hôpital Saint-Antoine, salle Saint-Lazare, service du Dr Dujardin-Beaumetz.

Le nommé Moulins, 39 ans, chapelier, entre à l'hôpital le 22 juin 1878, lit n° 19.

Rien de particulier dans les antécédents.

Il y a une dizaine d'années environ que le malade souffre d'étourdissements le matin, de crampes d'estomac, de douleurs intestinales.

En allant à la selle il s'est plusieurs fois aperçu qu'il rendait des fragments de vers blancs, plats, rubanés.

Une fois seulement, il prit une forte décoction d'écorce de grenadier. Il rendit plus de 6 mètres sans la tête. Il continua, dans la suite, à expulser de nouveaux anneaux spontanément et à la garde-robe.

Il se décide enfin à entrer à l'hôpital le 22 juin.

Le 25 juin, à six heures et demie du matin, on lui administre à jeun une potion contenant 53 centiragmmes de sulfate de pelletiérine.

Dix minutes après le malade éprouve du vertige. Il a parfaitement conscience du monde extérieur, mais sa vue se trouble, il lui semble que tout tourne autour de lui. Durée de ce vertige, vingt minutes.

Il n'y avait pas dix minutes que ce vertige avait commencé que le malade sent tous ses membres engourdis, et spécialement les membres inférieurs; c'est à peine s'il peut étendre la jambe fléchie sur la cuisse.

Durée de cet engourdissement, une heure.

Deux heures après l'administration du sulfate de pelletiérine, le malade prend, dans une tasse de bouillon gras, 30 grammes d'huile de ricin.

Quelques coliques se font sentir. Peu à peu, elles deviennent plus vives.

A onze heures et demie, le malade n'étant pas encore allé à la garde-robe, on lui donne un lavement purgatif. Presque aussitôt, il rend son lavement. Mais, à une heure, il retourne à la selle et rend 6 m. 26 de tænia, sans la tête. Mais l'extrémité de vers expulsé est tellement tenue, filiforme qu'on peut espérer avoir débarrassé le malade de tout son tænia.

Observation XII.

Sulfate, insuccès *d*. (de M. le Dr Bérenger-Féraud).

Pelletier, 26 ans (Saône-et-Loire), ouvrier mécanicien; tænia contracté à Beyrouth depuis un an ; pas de traitement. Entré le 12 avril; les anneaux sont constatés le 13. Le 14, à huit heures quarante-cinq minutes, 40 centigrammes de sulfate de pelletiérine et 30 grammes de teinture de jalap; pas de selle avant quatre heures du soir; lavement purgatif; quelques anneaux seulement. Le 15, lavement purgatif à trois heures du soir : sous cette influence, il rend un tænia mort, long de 6 mètres; la tête n'est pas trouvée, mais la portion *rétrécie* y était tout entière, ainsi qu'une bonne partie de la portion effilée.

Observation XIII.

Sulfate, insuccès *d* (de M. le Dr Bérenger-Féraud).

Peras, 25 ans, soldat de marine, Rhône; tænia de Cochinchine depuis 14 mois, a fait un traitement avec l'écorce de grenadier, sans obtenir la tête; coliques, dyspepsie, vertiges.

Entre le 11 avril; le 12, les anneaux sont constatés. Le 13, 50 centigrammes de sulfate de pelletiérine et 30 grammes de teinture de jalap composée. Un quart d'heure après, phénomènes d'intoxication durant deux heures, pas de selle; à trois heures du soir, lavement purgatif, selles sans tænia.

Le lendemain matin, à cinq heures du matin, expulsion de deux tænias mesurant 27 mètres, avec la partie effilée assez longue pour qu'on puisse penser que la tête a été évacuée ; les deux vers étaient morts.

OBSERVATION XIV.

Sulfate, insuccès *d.* (de M. Bérenger-Féraud).

Le Taudet, 21 ans, né dans les Côtes-de-Nord, matelot, portant un tænia contracté à la Réunion, n'a jamais fait de traitement. Entré le 5 février 1879 à Saint-Mandrier. Le 7, les anneaux sont constatés dans les selles; trois litres de lait pour toute nourriture. Le 8, 50 centigrammes de sulfate de pelletiérine. Deux heures après, 30 grammes d'huile de ricin émulsionnée; pas de selle jusqu'à l'administration d'un lavement purgatif. Huit heures après, expulsion d'un tænia de 7 à 8 mètres de long avec la portion rétrécie et la plus grande partie de la longueur de la portion effilée : mêmes phénomènes que chez les autres sous le rapport des troubles de la vue, pas de nausées, vertiges, fourmillements.

OBSERVATION XV.

Sulfate, insuccès *d.* (de M. Bérenger-Féraud).

M. X..., officier, 30 ans, ayant contracté le tænia au Sénégal, il y a dix-huit mois. Divers essais infructueux pour s'en débarrasser. Le 18 mars 1879, 50 centigrammes de pelletiérine; deux heures après, 20 grammes d'huile de ricin, répétés deux fois en deux heures (ce qui fait 60 grammes). Vertiges, nausées, état pénible; pas de selles pendant plusieurs heures; enfin, sous l'influence de plusieurs lavements salins, expulsion de tænia avec la partie amincie et un peu de la partie effilée; la tête n'a pu être trouvée, mais il est très probable qu'elle a été expulsée.

OBSERVATION XVI.

Sulfate, insuccès *d.* (de M. Bérenger-Féraud).

Gestin, 35 ans, second maître de manœuvres, atteint de tænia contracté en Cochinchine il y a 4 mois, entré le 17 mars 1879 à Saint-Mandrier; les anneaux sont constatés le 18; régime lacté le soir. Le 19, 50 centigrammes de sulfate de pelletiérine et 30 grammes d'huile de ricin deux heures après. Deux heures plus tard, lavement purgatif : phénomènes ordinaires de la pelletiérine, vertiges, troubles visuels, fourmillements ; pas de nausées ; expulsion d'un tænia avec la partie rétrécie et la majeure partie de la portion effilée, mais la tête n'a pas été retrouvée.

§ III. INSUCCÈS COMPLETS.

OBSERVATION XVII.

Sulfate, insuccès (de M. le Dr Bérenger-Féraud).

Noirat, 24 ans, Côte-d'Or, artillerie de marine ; tænia de Cochinchine datant de huit mois ; pas de traitement. Entré le 4 avril ; les anneaux sont constatés le 5. Le 6, 50 centigrammes de sulfate de pelletiérine ; phénomènes d'intoxication très faibles ; une demi-heure après l'ingestion du médicament, 30 grammes de teinture de jalap. A deux heures du soir, expulsion d'un tænia avec un peu de la partie rétrécie, mais ni la portion effilée ni la tête.

Le 12, 40 centigrammes de sulfate de pelletiérine de nouveau ; un quart d'heure après, 30 grammes de teinture de jalap ; phénomènes d'intoxication ; plusieurs selles, absolument aucune expulsion ; il est probable que le ver avait été entièrement expulsé la première fois.

OBSERVATION XVIII.

Sulfate, insuccès.

Hôpital Saint-Antoine, salle Saint-Lazare, service du Dr Dujardin-Beaumetz.

Le nommé Spranck, 25 ans, charretier, entre le 22 septembre 1879, salle Saint-Lazare, pour un tænia qu'il a contracté il y a un an environ. Il s'est traité une fois, mais sans succès.

Le lendemain de son entrée, on constate dans les selles la présence d'anneaux.

Le soir, on le soumet à la diète lactée.

Le 24. A huit heures du matin, il prend à jeun une potion composée de 50 centigrammes de sulfate de pelletiérine β dissous dans 5 grammes d'eau de laurier-cerise et 15 grammes de sirop simple.

Presque aussitôt après l'ingestion, le malade est pris de phénomènes ordinaires d'intoxication et même assez marqués : deux heures après, ils avaient disparu.

Une heure après avoir pris la potion de pelletiérine, le malade avale 30 grammes d'eau-de-vie allemande.

A onze heures le malade va à la selle et rend, tout d'un coup, une énorme boule blanche qui n'est que le tænia enroulé sur lui-même. On trouve la portion rétrécie, mais nullement la portion effilée ni la tête. La longueur du tænia était de 18 mètres. Après cette première selle, le malade y retourne huit ou neuf fois encore. Il assure qu'il a vu dans l'une d'elles un fil blanc; ce qui ne peut malheureusement pas être vérifié.

Le pouls, examiné pendant les premiers moments de l'intoxication, donne 51 pulsations à la minute; c'était une chute de 29 pulsations. Ce chiffre se maintient quelque temps; mais, au bout d'une demi-heure, il remonte à 57, et progressivement jusqu'à 80 pulsations, chiffre normal.

Bien que la portion rétrécie et la tête n'aient pu être retrouvées dans la première selle, nous pensons que le malade est délivré de son ver.

Observation XIX.

Sulfate, insuccès (de M. Bérenger-Féraud).

Kervisie, 23 ans, matelot, Côtes-du-Nord ; tænia contracté en Cochinchine, il y a trois mois. Pas de traitement jusqu'ici ; entré à Saint-Mandrier le 10 février 1879. Les anneaux sont constatés le 11 ; 2 litres de lait avec du pain pour le repas du soir.

Le 12. J'administre, à 9 heures du matin, 40 centig. de sulfate de pelletiérine. Dix ou douze minutes après l'ingestion, sensation de brouillard devant les yeux, malaise, bouffées de chaleur, moiteur de la peau, vertiges, pas de nausées, fourmillements très légers dans les doigts. Deux heures après tout phénomène anormal est dissipé ; on donne 30 gr. d'huile de ricin émulsionnée. Quatre heures après, il n'y a eu encore aucune selle ; le sujet n'éprouva même pas de gargouillements intestinaux ; lavement purgatif suivi d'un lavement émollient. Une heure après, plusieurs selles contenant seulement des anneaux désagrégés, pour la plupart, et pouvant faire une longueur de 10 à 20 centim., si on les avait mis bout à bout.

En présence de cet insuccès, je donne, le 15 février, 20 gr. de cousso, et deux heures après, 30 gr. d'huile de ricin. Il n'est expulsé que quelques rares anneaux.

17 février. A la demande du malade, administration de 60 gr. de semences de courge mondées, huile de ricin; expulsion de quelques anneaux, une douzaine environ seulement.

Le 19. Le sujet, plein du désir de se débarrasser du tænia, prend une nouvelle dose de semences de courge et d'huile de ricin ; il n'y a absolument pas d'anneaux dans les selles.

Le 21. 100 gr. d'écorce fraîche de grenadier sont mis à décocter dans 750 gr. d'eau à réduire à 500 ; huile de ricin ; pas un seul anneau n'est trouvé dans les selles.

Le 22. Kervisie est mis exeat, quatre essais variés n'ayant pu obtenir l'expulsion de l'helminthe après l'administration de la pelletiérine.

Observation XX.

Sulfate β, insuccès.

Hôpital Saint-Antoine, service du Dr Rigal. Pavillon (varioleux) 5.

Depuis quinze jours environ, la nommée Huppert, 26 ans, infirmière, s'est aperçue qu'elle rendait des fragments de ver plats, rubanés. Elle éprouvait en outre des démangeaisons au nez, dans la gorge. Elle demande, le 27, une potion anthelminthique.

Le 27, au soir, alimentation très légère.

Le 28, à 5 heures du matin, elle prend une potion composée de),40 centig. de sulfate de pelletiérine β dans 15 grammes de sirop simple. Une heure après 20 gr. d'eau-de-vie allemande.

Une demi-heure après avoir pris la pelletiérine, phénomènes d'intoxication, mais d'une extrême intensité. La malade n'est cependant pas nerveuse. De plus, et presque en même temps que les vertiges, brouillards, etc., le pouls devient très fréquent, la température s'élève et tout son corps se couvre de sueurs très abondantes, au point, disait-elle, qu'elle était trempée jusqu'aux os. Elle était dans cet état de malaise inexprimable quand elle prit 20 gr. d'eau-de-vie allemande. Elle vomit presque aussitôt, et les vomissements se renouvelèrent plusieurs fois de suite, puis enfin tout se calma peu à peu.

A 5 heures du soir, première selle; 6 mètres de tænia solium sont expulsés; il manque encore une assez grande longueur.

Le lendemain, la malade trouva dans ses selles quelques anneaux (1).

Observation XXI.

Sulfate, insuccès.

(Hôpital St-Antoine, salle St-Lazare, service du Dr Dujardin-Beaumetz).

Le nommé Albert Lourdaux, 33 ans, employé de commerce, entre à l'hôpital le 6 août 1878, lit 16. Il présente tous les signes d'une tuberculose pulmonaire parvenue au troisième degré. Il est en outre atteint de tænia, la cause n'est pas douteuse ; c'est une nourriture composée presque exclusivement de viande crue, alors que le malade était en Allemagne comme prisonnier de guerre.

Il s'en est aperçu pour la première fois il y a trois ans ; c'est en trouvant un jour, par mégarde, dans son pantalon, des fragments de ver ; il n'y fit pas davantage attention. Mais depuis, et à plusieurs reprises, le malade constata, soit dans son pantalon, soit dans ses garde-robes, un assez grand nombre de nouveaux anneaux. Enfin, il y a quinze jours, pris de diarrhée, il trouva dans ses selles un fragment de ver de 1m,25 de long. Hier, le lendemain de son entrée à l'hôpital, encore atteint de diarrhée, il expulsa un nouveau mètre de tænia qui a été recueilli. Le malade n'accuse aucun symptôme pouvant révéler la présence du tænia dans son intestin ; ni vertiges, ni démangeaisons, ni apppétit exagéré. Il avoue seulement avoir eu quelques coliques, d'ailleurs fort légères.

Le 9 août, à 5 1/2 du matin, le malade prend à jeun la potion ainsi composée :

Sulfate de pelletiérine. . .	0,45
Eau-de-vie allemande . .	20,00
Sirop de séné.	20,00

Après l'administration de ce médicament, le malade n'a éprouvé ni vertige, ni maux d'estomac, ni faiblesse musculaire d'aucune sorte.

A 5 heures du soir, n'étant pas encore allé à la selle, on lui donne un lavement purgatif.

Presque aussitôt, le malade expulse 5 mètres de tænia. Les extrémités du ruban n'étaient nullement effilées ; et la tête, qu'on chercha en vain, parut être restée dans l'intestin.

(1) L'insuccès est évidemment dû aux vomissements contenant la plus grande partie de l'eau-de-vie allemande.

Quelques jours après, le malade succomba aux progrès de sa tuberculose.

L'intestin fut examiné avec un soin tout particulier : mais ce fut sans résultat ; on ne trouva pas trace de ver (1).

Observation XXII.

Sulfate, insuccès (de M. Bérenger-Féraud).

Monatard, 20 ans (Var), caporal d'infanterie de ligne, n'a jamais quitté la France ; entré le 17 janvier 1879 à Saint-Mandrier, pour pleurésie ancienne, palpitations, dyspepsie. Cet homme assez débile a fait à plusieurs reprises usage de viandes saignantes. Il dit avoir le tænia depuis un an, et n'avoir fait encore aucun traitement pour l'expulser. Des anneaux sont constatés le 7 février.

Le 8. Administration de 40 centig. de pelletiérine ; les phénomènes de vertiges, d'obscurcissement de la vue, de crampes dans les mollets, de fourmillements dans les doigts, se montrent peu après l'ingestion, et durent environ trois quarts d'heure sans présenter une grande intensité. Deux heures après, administration de 30 gr. d'huile de ricin émulsionnée. Quatre heures après, une selle contenant 5 mètres de tænia mort avec la portion rétrécie, mais la partie effilée et la tête manquent.

Persuadé qu'après une telle expulsion il faudra deux et trois mois au ver pour reprendre des dimensions suffisamment grandes, nous ne tentons pas d'autre médication tænifuge pour le moment.

Observation XXIII.

Sulfate, insuccès (de M. le Dr Bérenger-Féraud).

Blanqui, 22 ans (Alpes-maritimes), voyage à la Réunion et à la Guyane, matelot ; tænia depuis cinq mois ; pas de traitement ; des sensations désagréables dans le ventre ont mis sur la voie de la maladie. Tænia constaté le 5 avril.

Le 6. 50 centig. de sulfate de pelletiérine ; une demi-heure après 30 gr. de teinture de jalap ; deux heures après, expulsion d'un tænia de 4 mètres, vivant, avec la portion rétrécie et pas la portion effilée ni la tête.

(1) Voyez plus loin, page 139.

Observation XXIV.

Sulfate, insuccès (de M. Bérenger-Féraud).

Bang, matelot, 24 ans (Hérault), tænia contracté à Toulon ; traitement infructueux à la graine de courge. Entre le 12 avril ; les anneaux sont constatés le 13.

Le 14. 40 centig. de sulfate de pelletiérine, et 30 gr. de teinture de jalap composée à 9 heures du matin. Peu de phénomènes d'intoxication. La première selle est évacuée quatre heures après ; plusieurs selles dans l'après-midi, quelques anneaux seulement ; dans la nuit, nouvelles selles contenant plusieurs fragments de tænia, sans qu'on puisse reconnaître la partie effilée. Le sujet reste quatre jours encore à l'hôpital, et un lavement purgatif ne fait expulser aucun anneau.

Observation XXV.

Sulfate, insuccès (de M. Bérenger-Féraud).

Marchadoin, 23 ans (Finistère), matelot ; tænia de Cochinchine traité sans succès en septembre 1878, par l'écorce de tige de grenadier ; expulsion de 1m,50 de la partie large du ver ; entré de nouneau à Saint-Mandrier, en mars 1879.

Le 19. Les anneaux sont constatés ; régime lacté le soir.

Le 20. 65 centig. de sulfate de pelletiérine et huile de ricin ; phénomènes d'intoxication très marqués pendant deux heures ; lavement purgatif ; trois selles, n'a pas rendu de tænia, pas même quelques anneaux.

Observation XXVI.

Sulfate, insuccès (de M. Bérenger-Féraud).

Chavoin, 22 ans, matelot (Bouches-du-Rhône). Tænia depuis trois ans, diverses tentatives infructueuses pour l'expulser.

Entré le 22 avril.

Le 24. 40 centig. de sulfate de pelletiérine, et 30 gr. d'eau-de-vie allemande ; quelques selles contenant des anneaux seulement.

Le 25. 30 gr. de sulfate de soude ; quelques anneaux encore.

Le 26. Expulsion de 1m,50 de tænia sans la partie effilée, et une portion seulement de la partie rétrécie.

Tannate, § I. SUCCÈS.

Le tannate de pelletiérine est, ainsi que nous l'avons déjà dit, du sulfate de pelletiérine, additionné d'une certaine quantité de tannin. Exemple 0,40 centigr, de sulfate pour 0,50 cent. de tannin. Ajoutons que, dans le plus grand nombre des observations qui suivent, on a employé de préférence les sulfates α et β, dont nos études physiologiques avaient déjà démontré toute la puissance toxique.

Observation XXVII.

Tannate, succès.

(De M. le Dr Henri B..., recueillie sur lui-même le 5 août 1879.)

Je me suis aperçu pour la première fois que j'avais le tænia, il y a trois ans environ, époque à laquelle j'ai eu des cucurbitins dans mes selles.

Je n'étais du reste que très peu indisposé, et sauf quelques crampes d'estomac, et depuis quelque temps un peu de gastralgie, je n'avais pas eu trop à me plaindre de mon parasite, qui ne m'a jamais fait trop maigrir. Néanmoins j'ai essayé à plusieurs reprises de me débarrasser de cet hôte incommode. J'ai pris une première fois du cousso, il y a deux ans; mais mon estomac ne put le supporter, et je vomis la potion entièrement. Une seconde fois, j'ai pris de la décoction fraîche de racine de grenadier, je rendis bien dix mètres de ruban mais la tête n'y était pas.

Fatigué de ces tentatives infructueuses j'avais pris le parti d'essayer de vivre en bonne intelligence avec mon tænia, quand, il y a quelque temps, j'appris que M. le docteur Dujardin-Beaumetz, médecin de l'hôpital Saint-Antoine, donnait à ses malades atteints de tænia une potion de tannate de pelletiérine qui les débarrassait à coup sûr.

L'interne en pharmacie du service, auquel je m'adressai, voulut bien me remettre cette potion avec les indications nécessaires.

Vendredi, 5 août, à midi, étant complètement à jeun, et ayant mangé très peu la veille, j'avalai la potion de tannate de pelletiérine.

Ce médicament n'a rien de désagréable au goût, il a seulement une petite saveur de moisi, combattue d'ailleurs par le sirop qu'il contient.

Il est loin d'avoir les inconvénients de la poudre de cousso en potion qui ne peut être tolérée que par des estomacs bien trempés et très solides. La différence est d'autant plus grande que la potion de tannate de pelletiérine, qui n'a rien de désagréable au goût, peut tenir grandement dans deux cuillerées à bouche, tandis que le cousso qui a une saveur repoussante ne pourrait pas tenir dans deux verres de table.

Immédiatement après m'être administré le tannate, je pris un verre d'eau froide qui m'enleva complètement la saveur de la potion.

20 minutes après, je ressentis une assez grande chaleur, accompagnée de picotements et même de fourmillements dans l'estomac. Petit à petit, ces phénomènes se produisirent dans l'œsophage où ils persistèrent pendant une heure à peu près.

A midi 25, j'eus tout à coup de grands éblouissements; il me semblait que je louchais ; je voyais les objets tourner autour de moi. J'eus en même temps de la céphalalgie, pas très vive pourtant; en étendant mes mains, je tremblais comme un alcoolique; je me levais, mais mes jambes pouvaient à peine me soutenir, je croyais tomber. Pendant 5 minutes, j'eus le regard comme hébété; la tête me pesait énormément et c'est à peine si je pouvais transcrire ce que j'éprouvais. Il est bon de dire que ces troubles du système nerveux ont duré de 5 à 10 minutes au plus ; ensuite j'eus une très grande somnolence avec des envies de vomir, accompagnées d'une extrême pâleur de la face.

A 1 h. je pris 30 gr. d'eau-de-vie allemande; à 2 h. moins le quart j'en vomis la moitié; à 2 h. je pris de nouveau 15 gr. d'eau-de-vie allemande, à 3 h., sauf quelques petites coliques et toujours une très grande somnolence, j'étais à peu près dans mon état normal. A 5 h. voyant que la purgation n'avait encore rien produit, je pris deux cuillerées à bouche d'huile de ricin ; à 6 h. encore rien de manifeste ; à 7 h. je pris un lavement huileux que je rendis un quart d'heure après avec quelques cucurbitins; à 7 h. et demie, je pris un second lavement huileux qui ne produisit aucun effet ; à 8 h. troisième lavement qui produisit beaucoup d'effets, je rendis dans l'espace d'une demi-heure mon tœnia avec sa tête.

Observation XXVIII.

Tannate, succès.

Hôpital Saint-Antoine, salle Saint-Jeanne, service du Dr Fernet.
(Recueillie d'après les indications de M. Desplous, externe du service)

La nommée Nimez, 23 ans, couturière, entrée à l'hôpital le 25 juin 1879, lit 12.

N'a jamais eu d'autre maladie que la variole à 12 ans. Depuis elle a toujours joui d'une excellente santé; fréquemment à ses repas du matin et du soir, elle mangeait de la viande à peine cuite. C'est en décembre dernier qu'elle s'aperçut, pour la première fois, qu'elle rendait dans ses selles des fragments de ver; dans ces derniers temps elle en rendait presque tous les jours. Ces fragments étaient animés de certains mouvements; ce qui indiquait leur vitalité. Depuis la même époque, c'est-à-dire depuis décembre dernier, la malade éprouve de violentes gastralgies, une faim insatiable, et de fréquentes envies de vomir. Ses digestions sont pénibles et suivies de coliques encore assez légères; de plus, la gorge, le matin surtout, est le siège d'une très vive démangeaison.

Dans ces derniers temps, tous ces symptômes se sont aggravés, les envies de vomir sont plus fréquentes, la céphalalgie devient quotidienne et plus violente, l'anémie, dont la malade a toujours souffert un peu, se montre avec tout un cortège de troubles organiques plus sérieux, l'appétit se perd, et les coliques moins rares acquièrent un très haut degré de violence.

C'est dans ces conditions que la malade entre à l'hôpital. Après quelque jours de repos, on lui administre le matin à jeun 0,50 centigr. de tannate de pelletiérine, suivi une heure après de deux cuillerées à bouche d'huile de ricin dans une tasse de thé. Ce médicament est bien toléré.

Quelque temps après, la malade ressent dans le ventre une légère douleur, et dans le flanc droit un pointde côté assez violent.

Elle prend du thé. Au même moment, des coliques extrêmement intenses se déclarent, accompagnées d'un tremblement généralisé, avec claquement des dents. La malade, selon son expression, sent quelque chose descendre dans son bas-ventre, et presque aussitôt, placée sur le vase, elle expulse trois mètres de tænia solium avec la tête, et cela 1 h. et demie après l'administration de la pelletiérine; elle a éprouvé, en outre, et pendant une durée de 3 h. des phénomènes d'intoxication assez nets, et consistant en troubles céphaliques, oculaires et musculaires.

Observation XXIX.

Tannate, succès (de M. le Dr Bérenger-Féraud).

M. X..., officier, a terminé il y a 8 mois une campagne dans les mers de Chine, pendant laquelle il a contracté le tænia. N'a pas fait de maladie sérieuse pendant la campagne; mais il est entré en France très fatigué, pâle, assez amaigri; troubles dyspeptiques, les exigences du service l'ont empêché d'aller en congé; il a fait, au contraire, depuis son retour des voyages pénibles sur les côtes du Nord de la France; aussi arrive-t-il le 26 mars à l'hôpital de Saint-Mandrier dans un état qui ne laisse pas de présenter quelque gravité, sinon pour le présent, au moins pour le pronostic. En effet, depuis 8 mois il tousse, et malgré les soins les plus attentionnés, sa bronchite, loin de guérir, augmente d'intensité; douleur dans la poitrine, surtout du côté gauche, crachats visqueux, jaunes, n'ayant jamais été striés de sang; sueurs profuses la nuit, pâleur très accentuée, rougeur des pommettes, sentiment de faiblesse, amaigrissement notable, pas d'appétit, troubles dyspeptiques.

Bref, M. X... présente les caractères extérieurs de quelqu'un qui a une affection spécifique des poumons au début, l'auscultation, la percussion ne révèlent cependant pas d'altérations locales en rapport avec les symptômes généraux; huile de foie de morue, deux cuillérées; 6 gr. de liqueur de Boudin; 20 gr. de sirop d'opium pour la nuit, alimentation choisie, trois quarts de ration de vin.

Au bout de quelques jours, il y a déjà un peu d'amélioration, M. X..., accuse un enrouement et des picotements à la gorge dès qu'il a mangé; un demi-verre d'eau de Vichy après le repas.

Le 4 avril, il expulse dans une selle un morceau d'environ 30 centim. de tænia volumineux. M. X... nous apprend qu'il a contracté ce ver en Cochinchine, il y a deux ans, et qu'il n'y avait pas attaché d'importance.

Le 7 au soir, 2 litres de lait; le 8, à 9 h. du matin, je donne 5 centigr. de tannate de pelletiérine, et 30 gr. de teinture de jalap composée, plus 250 gr. d'eau pure.

A 10 h. 10, ayant reconnu l'erreur de posologie, je donne 45 centigr. de tannate de pelletiérine; 10 à 12 minutes après cette ingestion, quelques tiraillements d'estomac; un second demi-verre d'eau pure est bu un quart d'heure après, il est vomi ; tiraillements douloureux dans la région épigastrique, nausées, vertiges, sensation de brouillards devant les yeux ; la lecture est impossible à M. X... L'état, sans présenter de gravité, est extrêmement désagréable ; bientôt coliques, borborygmes ; une première selle à midi ; seconde selle à midi un quart ; elle contient un tænia avec sa tête, long de 1 m. 50. Les vertiges continuent ; 3 autres selles dans l'après midi avec coliques ; tiraillements et sensation de gonflement à l'estomac à diverses reprises. Le lendemain les phénomènes de faiblesse musculaire et de fatigue stomacale, les troubles visuels, avaient entièrement disparu.

Observation XXX.

Tannate, succès.

(Hôpital Lariboisière, service du Dr Proust. Communiquée par un élève du service.)

La nommée Amélie Aubertin, 31 ans, gantière, entre le 12 juin 1879, salle Sainte-Marie, lit 21 bis, demandant à être délivrée du tænia.

Il y a trois ans que, pour la première fois, la malade s'est aperçue qu'elle rendait des fragments de tænia. Il est possible d'ailleurs qu'elle en ait rendu auparavant sans s'en apercevoir, car elle ne faisait nulle attention à ses garde-robes ; toujours est-il que à partir du jour où elle s'est aperçue de la chose, elle y fit plus attention et elle raconte qu'elle en a rendu presque constamment, il se passait rarement plus de deux jours sans qu'un fragment de ver fût évacué. La longueur de ces fragments variait depuis un mètre et demi jusqu'à deux mètres.

Elle reste sans faire aucun traitement pendant environ 18 mois. Durant ce laps de temps sa santé fut bonne. Elle n'éprouva aucun malaise appréciable. Mais à ce moment là il lui arriva fréquemment d'avoir des coliques qui se terminaient par de la diarrhée, et chaque fois on trouvait dans les selles un fragment de tænia ; pas de vomissement, mais des nausées, des douleurs vives au niveau du creux épigastrique, il semblait à la malade que quelque chose lui remontait dans la gorge et l'étouffait. En même temps, il y avait des douleurs sourdes dans le dos et entre les deux épaules.

Pas de démangeaisons dans le nez ; mais au moment de l'expulsion des fragments de tænia, il y avait des démangeaisons à l'anus qui permettaient à la malade d'annoncer ce qui allait arriver. Le fragment sortait d'ailleurs en dehors de tout effort de défécation, quand la malade marchait ou se tenait debout. — Nous avons demandé à la malade quelques renseignements sur la façon dont elle aurait pu contracter le tænia. Ils sont tous négatifs ou peu s'en faut. Elle habite Paris depuis plus de 15 ans et ne l'a pas quitté depuis au moins 6 ans. Elle ne se souvient pas d'avoir bu dans un ruisseau. Elle n'a jamais eu de chiens chez elle; elle n'a pas l'habitude de manger de la viande crue; toutefois, comme elle se nourrit au restaurant, il lui arrive fréquemment de manger de la viande peu cuite comme des beefsteaks, ou côtelettes saignantes; elle y boit en outre de l'eau pure.

En fait de traitement antérieur, la malade a pris, il y a 18 mois environ, des graines de courges, elle a rendu alors 8 mètres de tænia sans la tête.

Il y a 12 mois, elle a pris de la racine de grenadier qui n'a produit aucun d'effet.

Le 17 juin, à 5 h. du matin, on lui administre le tannate de pelletiérine (0,50 centig.), suivi une heure après de 30 gr. d'eau-de-vie allemande.

Le 18, au moment de la visite, elle a rendu un tænia avec la tête.

Observation XXXI.

Tannate, succès.

(Hôpital Beaujon, service du Pr Gubler. Dr Landrieux, suppléant.) Observation recueillie par M. Le Vaillant, externe du service et publiée dans le Journal de thérapeutique du 25 mars 1879.)

Homme d'une constitution vigoureuse.

Pas d'antécédents héréditaires.

Pas d'antécédents vénériens.

Pendant son service militaire, dans un régiment de cavalerie, à 22 ans, il reçoit un coup de pied de cheval dans le testicule gauche pour lequel il reste un mois en traitement.

Quelque temps après bronchite passagère.

En 1875, il contracte des habitudes alcooliques, consomme surtout de l'absinthe, et présente de la pituite le matin et du tremblement des doigts.

1877. Sorti du régiment, il eut une alimentation insuffisante, qui consistait surtout en viande de porc.

1878. Au mois de septembre dernier, il rendit à plusieurs reprises des anneaux de tænia. Il prit deux ou trois fois de l'ail dans du lait, 4 à 5 mètres de tænia furent rendus sans la tête.

En même temps, vers le mois de décembre, le malade se plaignit de perte séminales qui, renouvelées au début deux fois par semaine, se montrèrent plus fréquentes par la suite, tous les jours, et enfin chaque fois qu'il se livrait à la miction et à la défécation.

L'amaigrissement s'accentuait, les tiraillements d'estomac étaient intolérables. Maux de tête, éblouissements, faiblesse dans les jambes, l'appétit restait énorme.

12 mars 1879. A son entrée dans le service, le malade nous montre des anneaux de tænia, qu'il évacue spontanément par l'anus, à plusieurs reprises dans la journée.

Le 14. Examiné au point de vue de ses pertes séminales, on trouve ses testicules normalement développés, il est bien constitué, et comme ses pertes ne se sont pas renouvelées depuis, il est probable qu'on a eu affaire à de la prostatorrhée.

Les poumons sont sains, le cœur normal. Le foie et la rate ne sont pas volumineux. La pression sur la région épigastrique n'est pas douloureuse; pendant 4 jours, expectation.

Le 19. Le 5e jour, il prend dans un julep gommeux : tannate de pelletiérine 0,45 centig.; une demi-heure après le malade ressent de la céphalalgie qui dure pendant 4 heures.

2 h. après l'ingestion de l'alcaloïde de l'écorce de grenadier on donne : huile de ricin, 40 grammes dont le malade rejette une partie.

Une heure après, c'est-à-dire 3 h. après le début du traitement, le malade *sans avoir eu la moindre colique* rend, dans une selle, 6 mètres de tænia. On trouve la tête dépourvue de crochets : les organes sont situés sur les côtés; on a affaire au tænia inerme.

Le 20. Depuis cette époque le malade n'a plus rendu d'anneaux, aucun symptôme, plus de pertes séminales.

Observation XXXIV.

Tannate, succès (de M. le Dr Bérenger-Féraud).

Cergoresse, soldat de marine, 22 ans, Meurthe et Moselle ; tænia de Cochinchine datant de 8 mois; a pris l'écorce de grenadier et a rendu 17 mètres de ver sans la tête. Trois mois après, les anneaux reparaissaient dans les selles ; anorexie, faiblesse des membres inférieurs, entre le 8 avril; les anneaux sont constatés le 9, régime lacté; le 10, à 9 h. du matin, 40 centig. de tannate de pelletiérine, un quart d'heure après, 30 gr. de teinture de jalap; 20 minutes après l'ingestion de l'alcaloïde, les troubles commencent céphalalgie frontale, le malade ne peut pas ouvrir les yeux, brouillards, photophobie et impossibilité de lire, les caractères ont l'air de danser et sont entourés d'un brouillard qui les fait à chaque instant disparaître ; l'action de regarder est très pénible ; chaleur, pesanteur dans la région épigastrique, pas de nausées, sentiment très pénible de reptation, de pelotement dans le ventre, douleurs dans tous les membres, surtout dans les articulations, fourmillement très pénible dans les doigts et les orteils ; manque de synergie dans les mouvements ; le sujet ne peut rien prendre avec assurance; vertiges très forts. Le sujet essaye de se soustraire à tous ces phénomènes par le sommeil ; il y parvient; une heure et demie après l'ingestion de l'alcaloïde, il va à la selle, et rend un tænia de 10 mètres avec la tête et encore vivant.

Observation XXXIII.

Tannate, succès.

(Recueillie dans le service du professeur Laboulbène.)

La nommée Ritte, 35 ans, ménagère, entre le 24 octobre 1879, salle Sainte-Marthe, n° 14, pour un tænia.

Constitution faible ; s'est longtemps nourrie de viandes à peine cuites.

Depuis deux mois environ, elle éprouve des démangeaisons au nez, à la gorge, à l'anus; de plus, maux de tête, crampes d'estomac, appétit soutenu, quelquefois vomissements. Depuis six semaines, elle rend des cucurbitins dans les selles. Elle consulte un pharmacien ; et convaincue qu'elle est atteinte du ver solitaire, elle entre à l'hôpital.

Là, on lui prescrit tout d'abord le repos et une médication tonique ; la malade paraît être, en effet, fort anémique. Puis elle demande à être délivrée de son ver pour lequel elle n'a encore rien fait. Le 3 novembre, elle ne déjeune pas, et le soir elle mange à peine. Le 4, à sept heures et demie du matin, elle prend un lavement simple qui vide tout le rectum. A huit heures, elle ingurgite 40 centigrammes de tannate de pelletiérine contenu dans 20 gr. de sirop simple. Vingt minutes après, elle vomit ; mais depuis quinze minutes déjà, elle éprouvait la sensation de brouillards devant les yeux, des vertiges, de la faiblesse musculaire ; à huit heures et demie, après avoir vomi, elle prend 30 grammes d'eau-de-vie allemande. Quelques coliques se font peu après sentir. A dix heures vingt, elle va à la garde robe et, dans une selle absolument liquide, on trouve une boule blanche, qui n'est qu'un tænia médicanellata roulé sur lui-même, mesurant 4 m. 50 de long et muni de sa tête. Le ver ne paraissait animé d'aucun mouvemement.

Observation XXXIII.

Tannate, succès.

(Recueillie dans le service du professeur Laboulbène.)

Le nommé Pate, 48 ans, concierge, entre à la Charité, salle Saint-Michel, le 3 novembre 1879.

Depuis longtemps le malade souffre de troubles dyspeptiques. A la suite du siège, se sentant plus affaibli, il ne mangea que des viandes à peine cuites, et cela pendant plus d'une année. Il éprouve depuis lors des démangeaisons au nez, à la gorge ; rien à l'anus. Le besoin de prendre est également très vif.

Il y a dix jours environ, le malade s'étant purgé s'aperçut qu'il rendait des cucurbitins dans ses selles. Sur les conseils du professeur Gosselin consulté, le malade arrive à sept heures du matin, à jeun, dans le service du professeur Laboulbène.

A sept heures et demie il prend un lavement simple.

A huit heures, potion de tannate de pelletiérine (0,40).

A huit heures et demie, 30 grammes d'eau-de-vie allemande.

Dix minutes après avoir pris la pelletiérine, le malade éprouve des vertiges, etc., mais faiblement.

A neuf heures et demie le malade, n'étant pas encore allé à la garde-robe prend une nouvelle dose de 30 grammes d'eau-de-vie allemande. Coliques.

A onze heures et demie, le malade, ne sentant aucun besoin d'aller à la garde-robe, prend un lavement simple.

Il expulse aussitôt, au milieu de matière fécales encore assez abondantes, 1 m. 50 environ d'un tænia *medio can.* animé de mouvement, enroulé sur lui-même d'une façon inextricable, et auquel il manque une bonne partie de la portion rétrécie, toute la partie effilée et la tête.

Le malade quitte l'hôpital. Nous n'osons pas affirmer un insuccès, car la tête pouvait être contenue dans les matières fécales et avoir échappé aux recherches.

Le lendemain, le professeur Laboulbène apporte dans son service un flacon (flacon que venait de lui remettre le professeur Gosselin) contenant l'extrémité filiforme et la tête d'un tænia; C'était celle du tænia de notre malade qui, en arrivant chez lui, fut pris d'un impérieux besoin d'aller à la garde-robe et expulsa ainsi ce qui restait de son ver.

Observation XXXV.

Tannate, succès.

(Recueillie par M. A. Mathieu, externe des hôpitaux, à l'hôpital Ménilmontant, dans le service de M. le Dr Guérin-Rose).

La nommée Marie Boulanger, 38 ans, journalière, entrée salle Sainte-Marie, n° 7, le 20 octobre 1879.

Atteinte de la gale; friction classique et bain.

Elle déclare en outre que, depuis douze jours, elle s'est aperçue qu'elle expulsait des fragments de ver plats; une fois, elle a rendu une longueur de 1 m. 05. Elle a mangé de la viande crue, il y a deux mois environ, pendant huit jours; elle n'a suivi aucun traitement.

Le 30 octobre la malade se soumet d'elle-même à une diète absolue.

Le 31. A huit heures et demie du matin, la malade prend un flacon de pelletiérine Tanret (40 centigrammes) avec un verre d'eau (P. 76, T.37,5).

A huit heures quarante, quelques nausées, rétrécissement des pupilles (P. 60, T. 36,3). Face rouge.

Huit heures cinquante. Vertiges, bourdonnements d'oreilles. (P. 64, T. 37,2.)

Neuf heures. Mêmes phénomènes, rétrécissement des pupilles

Neuf heures dix. Mêmes phénomènes, nausées. La malade se plaint d'une sueur qui lui monte dans le dos subitement (T. 36,6; P. 64).

Neuf heures vingt. Tous les phénomènes d'intoxication ont disparu. On donne 30 grammes d'eau-de-vie allemande daus du café noir. Cinq minutes après la malade éprouve des nausées et vomit à peu près toute son eau-de-vie allemande.

Neuf heures et demie. La malade va bien (P. 64, T. 36,6).

A onze heures et demie, la malade n'étant pas allé à la garde-robe, on lui administre pour suppléer à l'eau-de-vie allemande vomie 30 grammes d'huile de ricin.

Une heure après, évacuation. La malade va sur un bassin contenant de l'eau tiède et expulse un peloton de tænia animé de violentes contorsions. On ne peut dérouler le peloton sans le briser. On y trouve deux têtes de tænias inermes, plus la partie filiforme d'un troisième tænia. On cherche en vain la tête. Mais il ne manque à vrai dire que la tête; tout le reste du tænia a été expulsé. Il est probable que la tête a été aussi évacuée et qu'elle aura échappé aux recherches.

Observation XXXVI.

Tannate, succès (de M. le Dr Bérenger-Féraud).

Defrance, artilleur de marine, 24 ans, n'a pas quitté la France. a contracté le tænia à Toulon, il y a dix-sept mois; n'a pas encore fait de traitement. Entre le 29 mars 1879 à Saint-Mandrier; les anneaux sont constatés le 30 dans les selles; 2 litres de lait au repas du soir.

Le 31. Décoction de 80 grammes de racine de grenadier dans 750 grammes d'eau à réduire à 500 grammes: 30 grammes d'huile de ricin deux heures après. Expulsion de quelques anneaux seulement.

Le 7 avril. 2 litres de lait au repas du soir.

Le 8, à neuf heures dix minutes du matin. On lui administre du tannate de pelletiérine et 30 grammes de teinture de jalap composée; une erreur de posologie fait qu'on ne donne que 5 centigrammes de tannate croyant en donner 50 centigrammes. Dix minutes après on fait prendre un grand verre d'eau simple.

A dix heures cinq on donne 45 centigrammes de tannate de pelletiérine.

Dix minutes après l'ingestion, tiraillements, chaleur à la région épigastrique, quelques nausées; bientôt troubles de la vue, sensation de brouillards devant les yeux, lourdeur des paupières, vertiges, contractions musculaires involontaires et pénibles, fourmillements dans les doigts et les orteils, coliques, borborygmes.

A onze heures. Plusieurs selles coup sur coup; la première contient douze tænias inermes avec leur tête, en grande partie vivants, mesurant plus de 50 mètres de longueur.

Vers midi, les phénomènes d'intoxication ont sensiblement diminué, mais durent encore. A trois heures les vertiges n'avaient pas cessé; sentiment de faiblesse très marqué et d'indécision dans les membres inférieurs, sentiment de faiblesse pendant deux jours. Ce n'est que quatre jours après que les mouvements sont parfaitement assurés, que la force est revenue à l'état normal.

Observation XXXVII.

Tannate, succès.

(Hôpital Saint-Antoine, salle Saint-Barnabé, service du Dr B. Anger, le 25 juin 1879).

Louis-Adolphe Collin; 45 ans, infirmier.

Déclare qu'il n'a jamais eu dans son passé d'autre indisposition que celle pour laquelle on le traite aujourd'hui.

Il n'a jamais mangé de viande crue, dit-il; mais, très souvent il allait chez le charcutier le plus voisin et là il achetait ce qui lui tombait sous la main.

Depuis 15 jours environ, il éprouve à la gorge une sensation de cuisson ardente qui lui donne des envies de vomir. C'est surtout le matin que ce symptôme se manifeste, lorsque le malade, venant de se lever, descend l'escalier du dortoir de l'hôpital pour aller à son travail. Cinq à six fois même il a rendu des mucosités. Le malade n'est cependant pas alcoolique.

Un matin il va à la selle et s'aperçoit quelques instants après qu'il venait de rendre des fragments blancs, rubanés. Il s'empresse de les recueillir et d'aller les montrer à l'interne de service.

Le malade se met au lit et le lendemain matin à jeun on lui administre 40 centigrammes de tannate de pelletiérine, suivis une heure après de 30 grammes d'eau-de-vie allemande.

Le malade éprouva peu de temps après l'ingestion du médicament des vertiges très violents, des troubles oculaires et visuels assez prononcés, puis enfin une faiblesse musculaire intense, surtout dans les membres inférieurs. « J'étais, disait-il, comme un homme ivre. »

Deux heures après l'administration de l'eau-de-vie allemande, le malade fut pris de vomissements et ne rendit que de la bile. Puis, après avoir été à la garde-robe un certain nombre de fois, il expulsa à trois heures un tænia solium de 2 mètres de long, avec une magnifique tête. Le malade, tout fier du résultat obtenu, nous apporta lui-même son infortuné parasite. Depuis, tous les accidents survenus depuis quinze jours ne se sont plus reproduits.

Observation XXXVIII.

Tannate, succès. — Sulfate, insuccès.

(Hôpital St-Antoine, salle St-Lazare, service du Dr Dujardin-Beaumetz).

Alfred Delosme, 41 ans, porteur aux Halles, entré le 8 janvier 1879, lit 22.

Le malade est un tuberculeux.

Depuis plus d'un an, il mange, pour se fortifier, des viandes à peines cuites.

Il y a six mois environ, en allant à la garde-robe, il s'aperçut par hasard qu'il rendait des fragments de ver plats, rubanés. Depuis il en trouva souvent dans ses matières fécales qu'il avait bien soin d'examiner.

Depuis cette même époque, le malade éprouve des démangeaisons dans le nez. L'appétit n'a jamais rien eu d'anormal ; pas de coliques, pas de diarrhée.

Le malade n'a jamais pris de tænifuges.

Ici, à son entrée, le malade prend 30 grammes d'huile de ricin. Comme il l'avait annoncé, plusieurs anneaux furent évacués.

Après quelques jours de repos, on lui administre la pelletiérine.

La potion était ainsi compoeée.

Sulfate de pelletiérine....... 0 gr. 50
Eau-de-vie allemande....... 20 grammes
Sirop de séné............ 30 —

Cette potion est prise le 13 janvier, à cinq heures du matin, le malade étant à jeun.

A huit heures, il va à la selle et rend 25 centimètres d'anneaux.

A dix heures le malade prend 30 grammes d'huile de ricin.

A quatre heures, un lavement purgatif.

Purge et lavement n'ont produit aucun effet.

Le malade se repose quelques jours.

Le 28 janvier, on donne au malade, non plus le sulfate, mais le tannate de pelletiérine à la dose de 50 centigrammes, dans 15 grammes de sirop simple. Une heure après, 30 grammes d'huile de ricin. Phénomènes d'intoxication peu violents.

A quatre heures le malade va à la selle et rend 2 mètres de tænia inerme avec la tête.

Observation XXXIX.

Tannate, succès.

(Hôpital Saint-Antoine, salle Saint-Lazare, service du Dr Dujardin-Beaumetz, le 12 juillet 1879). Prise par le Dr Réverchon.

Le nommé Damelson (Wilhem), 23 ans, Suédois, a remarqué que, depuis deux mois environ, ses selles contenaient des fragments de ver plats.

Il avoue cependant qu'il n'a jamais fait usage de viande crue. Un pharmacien de la rue de Charenton lui vendit un remède, soi-disant tænifuge, qui fit rendre quelques anneaux; mais ce fut tout. Le malade s'apercevant bien qu'il n'était pas guéri entre à l'hôpital le 12 juillet dans le service du Dr Dujardin-Beaumetz, lit 22.

Comme il était à jeun, on lui donne à trois heures de l'après-midi 50 centigrammes de tannate de pelletiérine. suivi une heure heure après de 30 grammes d'eau-de-vie allemande.

A six heures et demie, il va à la selle et rend un paquet de ver. C'est un tœnia solium mesurant 12 mètres de longueur et muni de sa tête.

Le malade a ressenti quelques vertiges et un peu de parésie musculaire au moment d'aller à la garde robe.

Il quitte l'hôpital le lendemain à midi.

Observation XL.

Tannate, succès.

(Hôpital Beaujon, service de M. le Dr Millard).

(Recueillie par M. le Dr G. Lorey et publiée dans le n° 17 (1879) du Journal de thérapeutique).

Rateau, 26 ans, scieur de pierre, s'est toujours bien porté jusqu'en janvier 1875, c'est-à-dire jusqu'à son entrée au service militaire. Jamais il n'avait présenté de symptômes de tænia, jamais il n'avait mangé de viande crue; il aimait peu la charcuterie.

En juin 1875, en garnison à Givet, il éprouve des désordres digestifs (vomissements, coliques), et constate à la surface de ses matières fécales des fragments rubanés, blanchâtres, il avait le tænia. On le traite par le cousso qui lui fait rendre 2 mètres de tænia; mais on ne peut reconnaître la tête d'une manière certaine.

Depuis cette époque, Rateau se croyait guéri, lorsqu'au mois dernier, il éprouve de nouveaux troubles digestifs, surtout des coliques, et remarque à la surface des matières fécales des cucurbitins. Le malade consulte un médecin en ville et prend une potion qui lui fait rendre 80 centimètres de tænia. Au bout de quinze jours les coliques réapparaissent, en même temps nouvelles évacuations de cucurbitins. Le malade entre alors salle Saint-Louis, n° 29 *bis*, le 11 août, à Beaujon, dans le service de M. le Dr Millard.

Il est mis à une diète relative le 13 août, et le 14 au matin, on lui administre successivement, à un quart d'heure de distance d'abord, 2 grammes de tannate de pelletiérine et ensuite 30 grammes d'huile de ricin.

Au bout d'une heure, un peu de malaise général; quelques légers étourdissements; ni nausées, ni vomissements.

Enfin, deux heures après l'administration de la pelletiérine, expulsion en masse d'un tænia encore vivant et mesurant près de

7 mètres. Le tænia était complet; la tête examinée au microscope présentait ses quatre ventouses sans crochets.

Le malade est sorti guéri deux jours après.

Remarque. — Les 2 grammes de tannate de pelletiérine qui ont été prescrits correspondent à 50 centigrammes du même sel de M. Tanret. On sait, en effet, que le tannate n'est que du sulfate de pelletiérine, additionné d'une certaine quantité de tannin. (Voyez page 18 et 135).

Observation XLI.

Tannate, succès.

(Hôpital St-Antoine, salle St-Lazare, service du Dr Dujardin-Beaumetz).

François Mandrier, 27 ans, corroyeur, entré le 22 janvier 1879, lit 15.

Le malade n'a pas d'antécédents et s'est toujours bien porté; il avoue qu'il a mangé souvent de la viande crue, non par besoin, mais par goût. Il y a quinze mois environ qu'il s'est aperçu, et par mégarde, qu'il était atteint du ver solitaire. Depuis trois mois seulement, il éprouve quelque douleur à l'épigastre, quelques démangeaisons dans la gorge. L'appétit a toujours été variable, tantôt modéré, tantôt insatiable.

Le malade a déjà pris, pour expulser son ver, de la graine de courge, du cousso, mais sans succès.

Le 28 janvier, à 5 heures du matin, à jeun, il prend 0,50 centigr. de tannate de pelletiérine dans 15 gr. de sirop simple. Deux heures après, 30 gr. d'huile de ricin. Phénomènes d'intoxication, vingt minutes après l'ingestion de la pelletiérine, qui ont duré deux heures.

A midi, le malade va à la selle et rend 7 mèt. 50 de tænia inerme avec la tête.

Observation XLII.

Tannate, succès.

(Hôpital St-Antoine, salle St-Lazare, service du Dr Dujardin-Beaumetz).

Charles Kœnigsberg, 14 ans, ébéniste, entré le 9 juin 1879, lit 34.

Ce jeune homme s'est toujours bien porté.

De temps à autre, il a mangé de la viande crue. Il y a huit jours environ, atteint d'embarras gastrique, il prit une purge. Il trouva dans ses selles 3 mètres d'un ver blanc, plat, rubané. Aussitôt après, il entre à l'hôpital.

Le lendemain matin, à 5 heures, on lui donne, dans du sirop simple, 35 centigr. de tannate de pelletiérine. Une heure après, 30 gr. d'eau-de-vie allemande.

Le malade éprouva quelques vertiges, quelques troubles oculaires, ainsi qu'un peu de faiblesse. A 8 heures du matin, il va à la garde-robe et expulse un magnifique tænia inerme avec la tête.

Observation XLIII.

Tannate, succès (de M. le Dr Bérenger-Féraud).

X..., soldat d'infanterie de marine, arrivant du Sénégal, entré le 29 mars 1879, à Saint-Mandrier; tænia depuis un an, a essayé une fois le cousso sans succès; 45 centigr. de tannate de pelletié rine et 30 gr. de teinture de jalap composée. Peu de phénomènes d'intoxication. Deux heures après, expulsion d'un tænia mort de 20 mètres de longueur avec la tête. Pendant quatre jours, le malade ressent de la faiblesse dans les membres inférieurs, sentiments de fourmillements dans les membres.

Observation XLIV.

Tannate, succès (de M. le Dr Bérenger-Féraud).

Fabrègue, 20 ans, soldat d'infanterie de marine; tænia contracté en France, le sujet n'a jamais fait de voyage aux Colonies. Entré en février pour un embarras gastrique fébrile, cet homme paraît être sous l'imminence de la fièvre typhoïde pendant quelques jours, puis se relève peu à peu, restant cependant souffreteux. Il me montre, le 10 mars, des anneaux de tænia et me dit qu'il est porteur de ce parasite depuis un an environ.

Le 12 mars, 50 centigr. de tannate de pelletiérine en deux fois et 30 gr. de teinture de jalap composée.

Presque aussitôt après l'ingestion de la seconde dose, les phénomènes d'intoxication se manifestent, mais moins fort qu'avec une dose semblable de sulfate.

Trois heures après, expulsion d'un tænia de 8 mètres avec sa tête et mort. Le sujet est resté avec un peu d'embarras gastrique pendant 36 heures après l'ingestion du tænifuge; faiblesse des jambes pendant trois jours.

Observation XLXV.

Tannate, succès (de M. le Dr Bérenger-Féraud).

Daligaudt, 28 ans (Paris, soldat), arrivant du Sénégal, atteint de tænia depuis quatorze mois; a fait déjà deux fois le traitement sans succès. Entré le 29 mars, on constate les anneaux le même jour; 2 litres de lait et un morceau de pain. Le 30, tannate de pelletiérine, 0,45 centigr. dans 100 gr. d'eau à prendre en deux doses à dix minutes d'intervalle; on donne en même temps 200 gr. d'eau et 300 gr. de teinture de jalap composée. Quelques phénomènes légers d'intoxication dix minutes après avoir pris le tannate de pelletiérine, mais ces phénomènes sont sensiblement moindres qu'avec le sulfate à la même dose. Trois heures après, expulsion d'un tænia mort de 10 mètres de longueur avec la tête. Il n'a pas été nécessaire de donner un lavement purgatif ou émollient pour provoquer l'expulsion.

Observation XLVI.

Tannate, succès (de M. le Dr Bérenger-Féraud).

Mme Solary, 39 ans, ouvrière dans l'hôpital; tænia contracté à Toulon. Prend 40 centigr. de tannate de pelletiérine le 7 mars; une demi-heure après, 30 gr. d'huile de ricin; deux heures après l'ingestion du purgatif, un lavement de 40 gr. de sel marin; mais au moment où le liquide arrive dans l'intestin, elle est prise d'un impérieux besoin d'aller à la garde-robe, et expulse un tænia mort de 9 mètres avec la tête. Les phénomènes d'intoxication ont été assez forts, ont duré pendant près de quatre heures assez intenses, et le lendemain soir il y avait encore un sentiment de fatigue assez prononcé.

Observation XLVII.

Tannate, succès (de M. le Dr Bérenger-Féraud).

Moisan, soldat d'infanterie de marine. Tænia de Cochinchine, traité infructueusement par le Cousso.

7 mai. 40 centig. de tannate de pelletiérine.

Vingt-cinq minutes après, 30 gr. d'huile de ricin émulsionnée.

Deux heures après, expulsion d'un tænia encore vivant, de 6m,50, avec la tête.

Observation XLVIII.

Tannate, succès (de M. le Dr Bérenger-Féraud).

Roost, 25 ans, infanterie de marine (Alsace). Tænia de Cochinchine depuis quinze mois ; traitement avec l'écorce de grenadier, en Cochinchine ; expulsion sans la tête.

Entré le 8 avril, à Saint-Mandrier ; le tænia est constaté le 9.

Le 10. 40 centig. de tannate de pelletiérine, et un quart d'heure après, 30 gr. de teinture de Jalap. Phénomènes d'intoxication assez marqués.

Expulsion à midi et demi, de deux tænias vivants, avec leur tête.

Observation XLIX.

Tannate, succès (de M. le Dr Bérenger-Féraud).

André, 24 ans (Seine-et-Oise), matelot. Tænia depuis dix-huit mois, n'a jamais quitté la France, a fait le traitement avec la racine de grenadier.

En septembre 1878, expulsion de plusieurs tænias avec trois têtes.

Entré de nouveau le 8 avril 1879, tænia constaté le 9.

Le 10. 40 centig. de tannate de pelletiérine, et 30 gr. de teinture de Jalap ; phénomènes d'intoxication.

A 1 heure, expulsion d'un tænia vivant, de 10 mètres, avec sa tête.

Observation L.

Tannate, succès (de M. le Dr Bérenger-Féraud).

Mayeux, 22 ans (Nord), soldat d'infanterie. Tænia de Cochinchine depuis sept mois, traité infructueusement avec de la graine de Courge.

Entré le 7 avril, les anneaux sont constatés le 8.

Le 9. 40 centig. de tannate de pelletiérine, et 30 gr. de teinture de Jalap-composée.

Un quart d'heure après, phénomènes d'intoxication, troubles de la vue, il ne peut lire qu'en fermant l'œil gauche; quand il ferme au contraire l'œil droit, il distingue à peine les personnes qui l'entourent.

Trois heures après l'ingestion du médicament, ces phénomènes se dissipent.

Quatre heures après le purgatif, expulsion d'un tænia de 8 mètres avec la tête, et encore vivant, avant d'avoir pris le lavement purgatif prescrit.

Observation LI.

(Communiquée par M. Deniau, externe des hôpitaux).

Mme X... est atteinte de tænia depuis quelques années. Elle a déjà plusieurs fois essayé, mais toujours vainement, de s'en débar rasser. Elle prend, le 10 octobre 1879, 0,50 centig. de tannate de pelletiérine préparée par M. Tanret, en se conformant très-fidèlement à toutes les prescriptions de M. Dujardin-Beaumetz.

Quatre heures après, elle expulse un tænia inerme mort avec la tête. Les phénomènes d'intoxication ont été faibles.

Observation LII.

(Communiquée par M. le Dr Legrand, de Grenelle).

M. X..., atteint de tænia depuis quelques années. Traitement antérieur nul. Prend en juillet 1879, 0,50 centig. de tannate de pelletiérine, selon les indications de M. Dujardin-Beaumetz. Quatre heures plus tard, expulsion dans la première selle d'un tænia inerme mort, avec la tête.

Observation LIII.

Tannate, succès (de M. le Dr Bérenger-Féraud).

Mazala, 27 ans, journalier, n'a pas quitté Toulon. Tænia depuis deux ans.

7 avril. Il en rend un fragment de 4 mètres spontanément.

Entré le 8, diète lactée.

Le 9. 40 centig. de pelletiérine, et un quart d'heure après, 30 gr. de teinture de Jalap. Dix minutes après l'ingestion de la purge, phénomènes d'intoxication, brouillards, les objets paraissent danser autour du malade ; il voit des raies rouges sur un mur blanc ; faiblesse, sueurs.

A 11 h. 30. Expulsion d'un tænia inerme de 3 mètres, avec la tête. Cet homme est resté fatigué pendant près d'une semaine et a dû rentrer à l'hôpital pour embarras gastrique.

Observation LIV.

Tannate, succès (prise par M. Jaillet).

Mme G..., âgée de 35 ans, couturière, rendait des anneaux de ver solitaire depuis très-longtemps. Elle a conservé des fragments de ver rendus il y a dix ans.

Il y a trois ans, elle a pris une dose de cousso sans résultat satisfaisant.

Le 5 octobre 1879, elle a pris une dose de tannate de pelletiérine de 50 centig. à 6 h. du matin.

Dix minutes après, elle commence à voir les objets à travers un voile, ce trouble de la vue augmente graduellement ; la malade dit qu'elle éprouve une chaleur générale et qu'elle a une forte fièvre. Aussitôt elle devient hémiplégique de tout le côté gauche. Cette hémiplégie est complète, et c'est au point que la malade ne peut plus étendre le bras pour prendre quelque chose sur sa table de nuit ; elle déclare aussi qu'elle est dans l'impossibilité de se tenir debout.

Graduellement ses deux yeux deviennent enflés.

A 7 heures, elle prend 20 grammes d'eau-de-vie allemande, et dix minutes plus tard, avant même que le purgatif ait eu le temps d'agir, se sentant le besoin d'aller à la garde-robe, elle rend un énorme peloton; c'était le tænia enroulé sur lui-même; la longueur de ce ver dépasse 9 mètres; il est remarquable par la longueur de son cou et de la parte effilée qui ne s'est pas brisée. La tête est noire et volumineuse. C'est un tænia medio-cannellata.

Lorsque le purgatif a agi, la malade n'a rendu aucun anneau de ver.

Après l'expulsion du ver, la malade se sent mieux; ses membres peuvent se remuer un peu mieux, et à midi l'hémiplégie a disparu totalement.

Dans la soirée, il reste un peu de malaise, les vertiges existent encore un peu, et les yeux sont encore bouffis.

Remarques. — Cette observation, communiquée à la dernière heure, est assurément des plus remarquables.

Nous avons soutenu, on vient de le voir, que la pelletiérine n'agit sur l'organisme que par les troubles qu'elle apporte aussi bien dans le jeu des muscles végétatifs que dans le jeu des muscles volontaires. C'est là notre conviction, et aucun fait, selon nous, ne la justifie mieux que l'observation précédente. Peut-on, en effet, s'expliquer cet état fébrile, cette hémiplégie passagère, autrement que par un desordre circulatoire survenant sous l'influence d'une paralysie vaso-motrice ?

Il y a plus. Cette fois, la pelletiérine a suffi à elle toute seule pour tuer et provoquer l'expulsion du tænia. Il serait vraiment à souhaiter que des cas semblables fussent plus nombreux; ils montreraient qu'on a enfin trouvé un parfait anthelminthique, possédant des vertus à la fois tænifuges et purgatives !

Observation LV.

Recueillie dans le service du Dr Fernet, Hôpital St-Antoine, Salle Ste-Jeanne, N° 6.

Une femme, lit 6, Salle Ste-Jeanne, avait rendu des fragments de tænia. Elle entre à l'hôpital, prend 0g40 de tannate de pelletiérine et une heure après deux cuillérées d'huile de ricin. Deux heures après elle va à la selle et expulse son tænia avec la tête.

§ II. INSUCCÈS.

Observation LVI.

Tannate, insuccès (de M. le Dr Bérenger-Féraud).

Cardon, 21 ans (Maine-et-Loire), artilleur de marine. Tænia contracté à Toulon depuis trois mois ; pas de traitement antérieur. Entré le 23 mars.

Le 24. Les anneaux sont constatés : 2 litres de lait et un morceau de pain pour le soir.

Le 25. Administration de 45 centigrammes de tannate de pelletiérine.

9 heures. A ce moment, pouls 68, température 37,3.

Dix minutes après l'ingestion de la première dose, aucune modification de la température, ni du pouls, aucun phénomène d'intoxication.

9 h. 25. Dix minutes après l'ingestion de la seconde dose, pas de modification du pouls, ni de la température ; quelques troubles de la vue, quelques vertiges, pas de nausées ; en un mot les phénomènes d'intoxication sont extrêmement modérés.

11 h. 30, 30 gr. d'huile de ricin émulsionnée.

3 heures. Pas de selles encore. Lavement purgatif.

5 heures du soir. Expulsion de 5 tænias inermes avec leur portion rétrécie et leur partie effilée. Ils mesurent environ 3m,50 cha-

cun, sont à peu près de même volume, sont morts, et paraissent avoir subi un commencement de digestion; la tête n'a pas été retrouvée pour aucun d'eux ; mais la portion effilée était assez longue et assez altérée chez tous pour qu'on puisse admettre l'expulsion des têtes comme très probable.

Observation LVII.

Tannate, insuccès (de M. le Dr Bérenger-Féraud).

Gloppe, 24 ans (Rhône), artillerie de marine. Tænia du Sénégal; les anneaux sont constatés le 8 avril.

Le 9. 40 centig. de tannate de pelletiérine et 15 gr. de teinture de Jalap à 9 h. du matin; phénomènes d'intoxication.

3 h. du soir. Pas de selles encore; lavement purgatif.

4 heures. Expulsion d'un tænia de 4 mètres, mort, avec la partie rétrécie, mais pas la partie effilée.

Terminons par le tableau suivant. Nous n'avons mentionnés que les faits les plus intéressants, ceux qui permettront de juger rapidement de la valeur tænicide des préparations de pelletiérine employées.

Voyez le tableau ci-contre.

Voilà deux séries d'observations qui peuvent donner une uste idée de la valeur tænifuge soit du sulfate, soit du tannate de pelletiérine. Il nous paraît hors de doute que le tannate l'emporte, et de beaucoup, sur le sulfate. Quelle en est la cause? Nous ne pouvons le dire. Les conditions d'expériences ont été les mêmes, et par suite, les résultats sont parfaitement comparables. On ne discute pas les faits, on les constate. Nous appuyant sur ces faits, nous n'hésitons pas à donner la palme au tannate de pelletiérine.

Ce tænifuge est-il héroïque? Assurément, non. Nous avons donné l'observation de deux ou trois insuccès parfaitement confirmés. Ajoutons cependant que lorsque le tannate de pelletiérine a été administré selon les indications de M. Dujardin-Beaumetz, *aucun insuccès n'a été obtenu*. C'est là, à coup sûr, le meilleur éloge qu'on puisse faire de la méthode suivie par notre maître, méthode que nous allons bientôt exposer.

§ 2. Dans toutes les observations qui précèdent, nous n'avons eu affaire qu'au tænia solium et au tœnia mediocanellata.

Le Dr Mesnet ayant, dans son service de l'hôpital Saint-Antoine, un malade atteint d'un bothriocéphale, eut la pensée de le traiter par le tannate de pelletiérine. Il faut bien le reconnaître, l'insuccès fut complet. Trois fois, on administra la pelletiérine; trois fois, des portions de ver de 5 à 6 mètres de long furent évacuées, mais pas la tête, ni même les parties voisines de la tête.

M. Mesnet abandonna alors la pelletiérine, et prescrivit l'huile éthérée de fougère mâle, Chose bien singulière ! le résultat fut encore négatif ! Toujours des anneaux, et d'une grande longueur ; mais la tête, point (1).

Et cependant, est-ce à dire que la pelletiérine soit absolument inefficace dans la cure du bothriocéphale? Assurément, non. Les médecins de Genève ont souvent employé,

(1) Les derniers renseignements que nous avons pris sur ce malade nous permettent d'ajouter que devant l'insuccès de la fougère mâle, M. Mesnet prescrivit, quelques jours après, une dose fort convenable de cousso.

Le malade n'expulsa que de rares anneaux encore fort éloignés de la tête. Bien que l'intestin du malade montra une très grande tolérance pour les purgatifs, M. Mesnet ne crut pas devoir le soumettre à de nouvelles épreuves.

Le malade quitta l'hôpital encore porteur de son ver, et promit d'y revenir si le parasite venait à par trop l'incommoder.

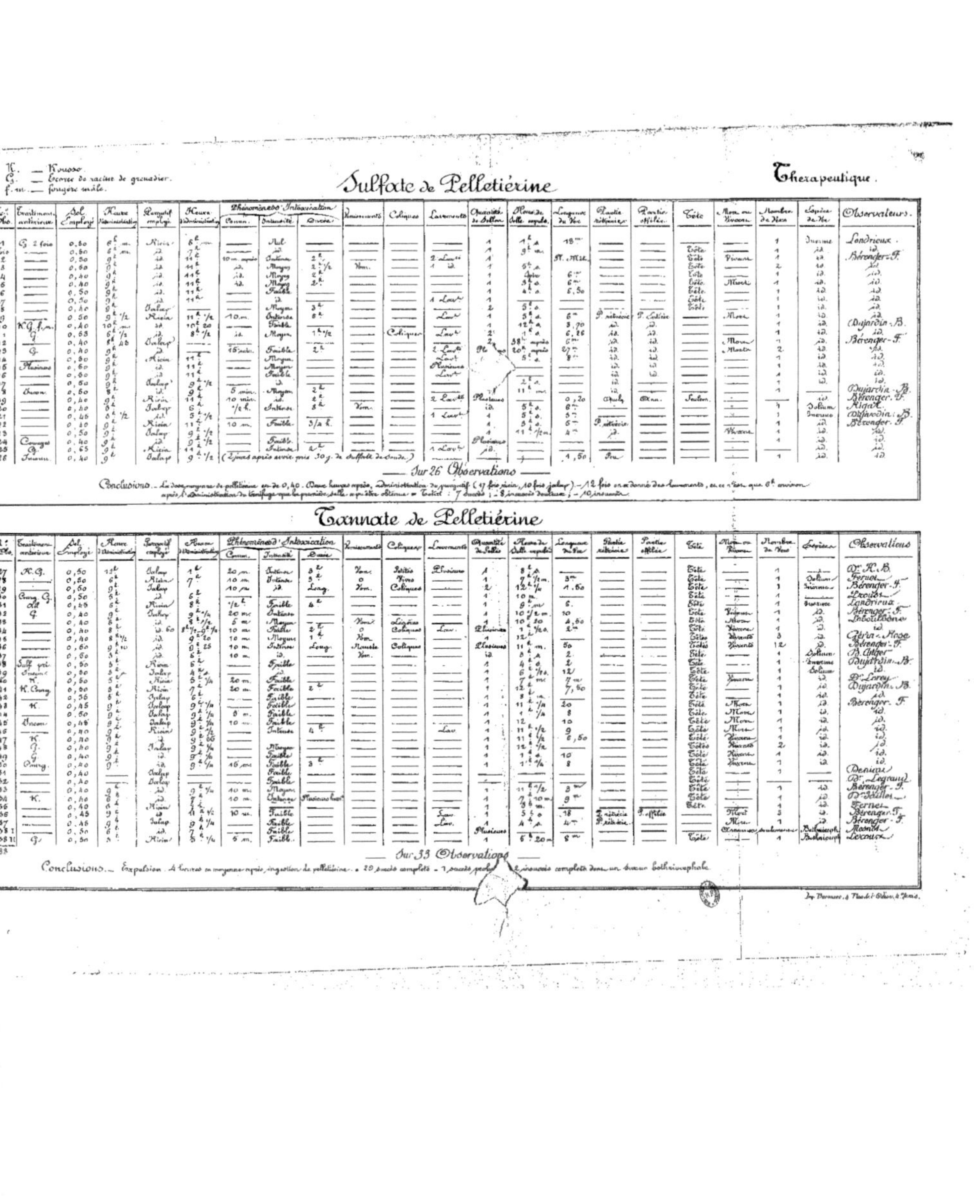

K. — Kousso.
G. — Écorce de racine de grenadier.
f. m. — fougère mâle.

Sulfate de Pelletiérine

N° Obs.	Traitement antérieur	Sel employé	Heure d'administration	Purgatif employé	Heure d'administration	Phénomènes d'intoxication — Comm.	Intensité	Durée	Vomissements	Coliques	Lavements	Quantité de selles	Heure de selle expulsé	Longueur du ver	Partie rétrécie	Partie effilée	Tête	Mort ou vivant	Nombre de vers	Espèce de ver	Observateurs
1	G. 2 fois	0,50	6h m.	Ricin	8h m.	—	Nul	—	—	—	—	1	1h s.	18m	—	—	—	—	1	Inerme	Londrieux
bis	—	0,50	6h m.	id.	7h	—	id.	—	—	—	—	1	9h m.		—	—	Tête	—	1	id.	id.
2	—	0,50	9h	id.	11h	10 m. après	Intense	2h	—	—	2 Lavts	1		N. Mil.	—	—	Tête	Vivant	1	id.	Bérenger-F.
3	—	0,60	9h	id.	11h	id.	Moyen	2h 1/2	Vom.	—	1 id.	1	5h s.		—	—	Tête	—	2	id.	id.
4	—	0,40	9h	id.	11h	id.	Moyen	2h	—	—	—	1	Après	6m	—	—	Tête	—	1	id.	id.
5	—	0,40	9h	id.	11h	id.	Moyen	2h	—	—	—	1	3h s.	6m	—	—	Tête	Mort	1	id.	id.
6	—	0,50	9h	id.	11h	—	Faible	—	—	—	—	1	4h s.	5,50	—	—	Tête	—	1	id.	id.
7	—	0,50	9h	id.	11h	—	id.	—	—	—	1 Lavt	1	—	—	—	—	Tête	—	1	id.	id.
8	—	0,40	9h	Jalap	—	—	Moyen	3h	—	—	—	2	5h s.	—	—	—	Tête	—	1	id.	id.
9	—	0,50	9h 1/2	Ricin	11h 1/2	10 m.	Intense	5h	—	—	Lavt	1	5h s.	6m	P. rétrécie	P. Effilée	—	Mort	1	id.	id.
10	K.G.f.m.	0,40	10h m.	id.	10h 20	—	Faible	—	—	—	—	1	12h s.	3,70	id.	id.	—	—	1	id.	Dujardin-B.
11	G.	0,53	6h 1/2	id.	8h 1/2	id.	Moyen	1h 1/2	—	Coliques	Lavt	2	1h s.	6,26	id.	id.	—	—	1	id.	id.
12	—	0,40	8h 45	Jalap	—	—	—	—	—	—	—	2	38h après	6m	id.	id.	—	Mort	1	id.	Bérenger-F.
13	G.	0,40	9h	id.	—	15 min.	Faible	2h	—	—	2 Lavts	Pl[illegible]s	20h après	27m	id.	id.	—	Morts	2	id.	id.
14	—	0,50	9h	Ricin	11h	—	Moyen	—	—	—	Lavt		5h s.	8m	id.	id.	—	—	1	id.	id.
15	Plusieurs	0,60	9h	id.	11h	—	Moyen	—	—	—	Plusieurs		—	—	id.	id.	—	—	1	id.	id.
16	—	0,60	9h	id.	11h	—	Faible	—	—	—	Lavt			—	id.	id.	—	—	1	id.	id.
17	—	0,60	9h	Jalap	9h 1/2	—	id.	—	—	—	—		2h s.	—	id.	—	—	—	1	id.	id.
18	Ducon	0,60	8h	id.	9h	5 min.	Moyen	2h	—	—	—		11h m.	—	id.	—	—	—	1	—	Dujardin-B.
19	—	0,40	9h	Ricin	11h	10 min.	id.	2h	—	—	2 Lavts	Plusieurs	—	0,20	Aucune	Aucune	Seulem.	—	—	id.	Bérenger-F.
20	—	0,40	6h	Jalap	6h	1/2 h.	Intense	8h	Vom.	—	—	id.	5h s.	6m	—	—	—	—	1	Solium	Rigal
21	—	0,45	6h 1/2	id.	5h 1/2	—	—	—	—	—	1 Lavt	1	5h s.	5m	—	—	—	—	1	Inerme	Dujardin-B.
22	—	0,40	9h	Ricin	11h	10 m.	Faible	3/4 h.	—	—	—	1	3h s.	5m	P. rétrécie	—	—	—	1	id.	Bérenger-F.
23	—	0,50	9h	Jalap	9h 1/2	—	—	—	—	—	—	1	11h 1/2 m.	4m	id.	—	—	Vivant	1	id.	id.
24	Courges	0,40	9h	id.	9h 1/2	—	Faible	—	—	—	—	Plusieurs	—	—	—	—	—	—	1	id.	id.
25	G.	0,65	9h	Ricin	11h	—	Intense	2h	—	—	1 Lavt	id.	—	—	—	—	—	—	—	id.	id.
26	Inconnu	0,40	9h	Jalap	9h 1/2	(2 jours après avoir pris 30 g. de sulfate de soude.)					—	—	—	1,50	Peu	—	—	—	1	id.	id.

— Sur 26 Observations —

Conclusions. — La dose moyenne de pelletiérine est de 0,40. Deux heures après administration du purgatif (17 fois ricin, 10 fois jalap). — 12 fois on a donné des lavements, et ce n'est que 6h environ après l'administration du ténifuge que la première selle a pu être obtenue. — Total : 7 succès ; — 8 insuccès douteux ; — 10 insuccès.

Tannate de Pelletiérine

N° Obs.	Traitement antérieur	Sel employé	Heure d'administration	Purgatif employé	Heure d'administration	Phénomènes d'intoxication — Comm.	Intensité	Durée	Vomissements	Coliques	Lavements	Quantité de selles	Heure de selle expulsé	Longueur du ver	Partie rétrécie	Partie effilée	Tête	Mort ou vivant	Nombre de vers	Espèce	Observations
27	K.G.	0,50	11h	Jalap	1h	20 m.	Intense	3h	Vom.	Petites	Plusieurs	1	8h s.	—	—	—	Tête	—	1	—	Dr. K. B.
28	—	0,50	6h	Ricin	7h	10 m.	Intense	3h	0	Vives	—	1	7h 1/2 m.	3m	—	—	Tête	—	1	Solium	Feruet
29	—	0,50	9h	Jalap	—	10 m.	id.	Long.	Vom.	Coliques	—	2	12h 1/4	1,50	—	—	Tête	—	1	Inerme	Bérenger-F.
30	Courg. G.	0,50	5h	id.	6h	—	—	—	—	—	—	1	10 m.	—	—	—	Tête	—	1	—	Proust
31	Ail	0,48	6h	Ricin	8h	1/2 h.	Faible	4h	—	—	—	1	9h m.	6.	—	—	Tête	—	1	Inerme	Landrieux
32	G.	0,40	9h	Jalap	9h 1/4	20 m.	Intense	—	—	—	—	1	10 1/2 m.	10	—	—	Tête	Vivant	1	id.	Bérenger-F.
33	—	0,40	8h	id.	8h 1/2	5 m.	Moyen	—	Vom.	Légères	—	1	10h 20	4,50	—	—	Tête	Mort	1	id.	Laboulbène
34	—	0,40	8h	id. 60	8h 1/2 - 9h 1/4	10 m.	Faible	2h	0	Coliques	Lav.	Plusieurs	1h 1/2 s.	2m	—	—	Tête	Vivant	1	id.	id.
35	—	0,40	8h 1/2	id.	9h 20	10 m.	Moyen	1h	Vom.	—	—	1	12h	—	—	—	Têtes	Vivants	3	id.	Gérin-Rose
36	—	0,60	9h 10	id.	9h 25	10 m.	Intense	Long.	Nausée	Coliques	—	Plusieurs	11h m.	50	—	—	Têtes	Vivants	12	id.	Bérenger-F.
37	—	0,60	5h	id.	6h	10 m.	id.	—	Vom.	—	—	id.	8h s.	2.	—	—	Tête	—	1	Solium	B. Anger
38	Sulf. pré.	0,50	5h	Ricin	6h	—	Faible	—	—	—	—	1	4h s.	2	—	—	Tête	—	1	Inerme	Dujardin-B.
39	Inconnu	0,50	3h	Jalap	4h s.	—	id.	—	—	—	—	1	6h 1/2 s.	12	—	—	Tête	—	1	Solium	id.
40	K.	0,50	5h	Ricin	5h 1/4	20 m.	Faible	—	—	—	—	1	7h m.	7m	—	—	Tête	Vivant	1	id.	Dr. Lorey
41	K. Courg.	0,50	5h	Ricin	7h	20 m.	Faible	2h	—	—	—	1	12h	7,50	—	—	Tête	—	1	id.	Dujardin-B.
42	—	0,36	5h	Jalap	6h	—	Faible	—	—	—	—	1	8h m.	—	—	—	Tête	—	1	id.	id.
43	K.	0,45	9h	Jalap	9h 1/4	—	Faible	—	—	—	—	1	11h 1/4	20	—	—	Tête	Mort	1	id.	Bérenger-F.
44	—	0,50	9h	Jalap	9h 1/4	5 m.	Faible	—	—	—	—	1	1h 1/4	8	—	—	Tête	Mort	1	id.	id.
45	Incon.	0,48	9h	Jalap	9h 1/4	10 m.	Faible	—	—	—	—	1	12	10	—	—	Tête	Mort	1	id.	id.
46	—	0,40	9h	Ricin	9h 1/2	—	Intense	4h	—	—	Lav.	1	11h 1/2	9	—	—	Tête	Mort	1	id.	id.
47	K.	0,40	9h	id.	9h 55	—	—	—	—	—	—	1	11h 1/2	6,50	—	—	Tête	Vivant	1	id.	id.
48	G.	0,40	9h	Jalap	9h 1/4	—	Moyen	—	—	—	—	1	12h 1/2	—	—	—	Têtes	Vivants	2	id.	id.
49	G.	0,40	9h	id.	9h 1/4	—	Faible	—	—	—	—	1	1h s.	10	—	—	Tête	Vivant	1	id.	id.
50	Courg.	0,40	9h	id.	9h 1/4	15 m.	Faible	3h	—	—	—	1	1h 1/4	8	—	—	Tête	Vivant	1	id.	id.
51	—	0,40	—	Jalap	—	—	Faible	—	—	—	—	—	—	—	—	—	Tête	—	1	—	Deniau
52	—	0,40	—	Jalap	—	—	Faible	—	—	—	—	—	—	—	—	—	Tête	—	—	—	Dr. Legrand
53	—	0,40	9h	id.	9h 1/4	40 m.	Moyen	—	—	—	—	1	11h 1/2	3m	—	—	Tête	—	1	id.	Bérenger-F.
54	K.	0,40	6h	id.	7h	10 m.	Intense	Plusieurs heures	—	—	—	1	7h 10 m.	9m	—	—	Tête	—	1	id.	Dr. Joulliet
55	—	0,40	6h	Ricin	7h	—	—	—	—	—	—	1	3h m.	—	—	—	Tête	—	1	id.	Fernet
56	—	0,45	9h	id.	11h 1/2	10 m.	Faible	—	—	—	Lav.	1	5h s.	18	P. rétrécie	P. effilée	—	Mort	3	id.	Bérenger-F.
57	—	0,45	9h	Jalap	9h 1/4	—	Faible	—	—	—	Lav.	1	4h s.	4m	P. rétrécie	—	—	Mort	1	id.	Bérenger-F.
58 I	—	0,50	6h	id.	7h	—	Faible	—	—	—	—	Plusieurs	—	—	—	—	—	Anneaux seulement		Bothriocéph.	Mesnil
58 II	G.	0,50	5h	Ricin	5h 1/4	5 m.	Faible	—	—	—	—	1	6h 20 m.	8m	—	—	Tête	—	1	Bothriocéph.	Lecoux
33																					

— Sur 33 Observations —

Conclusions. — Expulsion 4 heures en moyenne après ingestion de pelletiérine. — 29 succès complets — 1 succès prob[illegible] — 2 insuccès complets dont un tænia bothriocéphale.

Imp. [illegible], 8 Rue de l'Odéon, à Paris.

avec succès, la décoction d'écorce fraîche de grenadier ; il devait en être de même avec la pelletiérine, témoin le fait que voici :

Observation LX.

(Communiquée à M. Tanret par M. le Dr Leroux, de Ligny-le-Châtel (Suisse), à la date du 18 juillet 1879).

Le nommé Mathe (Lucien), 26 ans, très-forte constitution, avait rendu, plusieurs fois depuis un an, des fragments plus ou moins longs d'un ver plat très large.

12 mai 1879. Il prend une décoction de 100 gr. d'écorces fraîches d'une grosse branche de grenadier cultivé en pot comme plante d'ornement, et rend plusieurs mètres de tænia sans la tête.

15 juillet 1879, à 5 heures du matin, il boit dans un verre d'eau le contenu d'un flacon de pelletiérine d'une seule fois. La veille au soir, il n'avait pris qu'un litre de lait et s'était couché.

A 5 h. 1/4. Il prend 30 gr. d'huile de ricin dans une demi-tasse de café noir chaud et sucré.

Cinq minutes après, c'est-à-dire vingt minutes après l'ingestion de la pelletiérine, il expulse, sans coliques ni nausées, un bothriocéphale mesurant 8 mètres avec la tête.

Ce garçon n'a jamais voyagé ni quitté son village.

Phénomènes d'intoxication ordinaires peu intenses, ayant duré deux heures environ.

Les derniers anneaux du ver étaient fenêtrés et la partie centrale correspondant aux organes génitaux fortement colorés en brun.

Nous n'avons reproduit de la lettre du Dr Leroux, que les parties intéressant notre sujet. Ajoutons que nous avons pu voir la téte du bothriocéphale envoyée à monsieur Tanret.

C'est là une observation encore isolée, et qui ne peut servir de base à une juste appréciation sur la valeur de la pelletiérine, dans la cure du bothriocéphale ; mais elle doit encourager les praticiens appelés à lutter contre cet entozoaire. C'est en multipliant les essais, c'est en les livrant à la publicité, qu'il sera possible, un jour, de grouper un nombre de faits suffisants pour juger en dernier ressort de la puissance tænicide de la pelletiérine. Mais, jusque là, la réserve s'impose.

III.—Les observations qui précèdent sont toutes prises sur l'homme adulte. C'est qu'il a été impossible jusqu'à présent de rien tenter sur les enfants. Chez les uns, la pelletiérine n'exerce aucun effet; tandis que chez d'autres elle produit des phénomènes d'intoxication inquiétants. On étudie, en ce moment, les conditions mêmes dans lesquelles cet alcaloïde peut s'administrer chez les enfants, et nous avons tout lieu d'espérer que, dans peu de temps, on sera fixé sur ce point si délicat et aussi si important.

§ 2. Enfin, la pelletiérine n'est-elle qu'un anthelminthique ?

Nos études physiologiques nous ont conduit à cette conclusion : la pelletiérine congestionne les centres nerveux.

Ne pourrait-on pas trouver dans ce simple fait quelques applications thérapeutiques ? Ainsi, dans les cas d'anémie où tout l'être souffre par suite d'une insuffisante irrigation des centres nerveux, la pelletiérine ne pourrait-elle pas rendre quelque service ?

C'est à vérifier.

Nos études sur les chiens nous ont révélé un fait inattendu, intéressant la médecine vétérinaire. Pour ces animaux, la pelletiérine est non seulement un excellent tænifuge, mais elle constitue encore un vomitif d'une incomparable sûreté. Il suffit d'injecter sous la peau d'un chien quelques gouttes d'une solution d'alcaloïde pour provoquer, à bref délai, des vomissements d'abord alimentaires (si l'estomac est chargé), puis des vomissements muqueux abondants (1). Cela rappelle tout à fait l'apomorphine.

Enfin, M. Dubar, notre savant interne en médecine, fait en ce moment, à l'école d'Alfort, des expériences du plus haut intérêt sur les chiens atteints de la rage. Il pense que la pelletiérine pourrait être un contrepoison du virus rabique. Nous souhaitons à ses recherches le plus heureux succès.

Ainsi, en définitive, la pelletiérine n'est employé que à titre de tænifuge, et encore chez l'adulte.

Comme toute efficacité de ce précieux remède dépend de la manière dont on l'emploie, nous allons insister, avec quelques détails, sur son mode d'administration.

(1) On pourrait tenter l'expérience sur les chevaux, qui résistent d'ordinaire aux vomitifs les plus violents.

ADMINISTRATION DE LA PELLETIERINE.

Nous connaissons déjà l'action physiologique de la pelletiérine. Nous venons de voir que sa valeur thérapeutique, comme tænifuge, est indiscutable.

Il nous reste, maintenant, pour compléter ce travail, à donner les règles à suivre dans l'administration de ce médicament pour en tirer le plus grand profit.

Nous indiquerons d'abord dans quelles conditions le malade doit se trouver pour prendre la pelletiérine. Puis, nous dirons quel sel il faut préférer; à quelle dose il faut le prescrire; dans quel véhicule il doit être contenu; quel purgatif il faut lui adjoindre. Enfin, nous terminerons par quelques observations sur la conduite à tenir en cas de vomissements ou d'insuccès, et sur les précautions à prendre dans la recherche du ver.

I. — § 1. La première condition (1) que le malade doit

(1) Autrefois, à l'époque où l'on s'occupait de la cause finale de toutes choses, on pensait que le tænia jouait un rôle important dans l'intestin, et qu'à ce titre il devait être respecté.

C'était le sentiment d'Avicenne, de Rœderer, de Vagler, d'Abildgaard, etc. « Suivant ces auteurs, les vers se nourrissent du résidu des substances alimentaires, débarrassent l'économie de ces matières et des mucosités surabondantes, stimulent le tube digestif par leurs mouvements et favorisent l'exercice de ses fonctions. »

Grâce à Dieu, cette opinion n'a point prévalu ! Mais lorsque ces savants docteurs permettaient à leurs malades, au mépris de la cause finale, de se débarrasser de leurs instruments de supplice, ce n'était pas à toute époque qu'ils autorisaient la cure du tænia. Il fallait, au préalable, consulter les astres, et se les rendre, en quelque sorte, propices. Ecoûtez-les :

« Le tænia se fait sentir, dit Rosen de Rosenstein (p. 400), surtout au déclin de la lune et à son renouvellement; ce n'est pas que je rap-

remplir c'est d'avoir un tænia. Cette remarque n'est pas oiseuse. Nous avons donné plus haut l'observation de deux jeunes gens qui avaient de sérieux motifs pour se croire tourmentés par cet affreux parasite, et qui cependant ne l'avaient pas.

On fera donc bien de s'assurer, de visu, par un léger purgatif, de la présence de quelques cucurbitins dans les selles du malade.

Cette certitude acquise, nous laissons au malade quelques jours de repos, quatre à cinq, par exemple, avant de commencer le véritable traitement tænifuge.

Nous pensons, en effet, qu'il est extrêmement utile,

porte ce phénomène à l'influence directe de la lune; mais je parle d'après mon expérience constante, quelle que soit la cause de ces événements. Nombre d'enfants me les ont montrés avec un ordre si réglé, que, sans almanach, je savais à ces révolutions, la date du mois, et l'on doit me croire. »

« Les morceaux de tænia, ajoute plus récemment Wawruch, de Vienne (Gazette méd. de Paris, 1841, t. IX, p. 633) partent le plus souvent à une époque déterminée, et ordinairement pendant la lune décroissante ou pendant la nouvelle lune, et alors il y a aussi une exacerbation des autres symptômes indiqués. »

En conséquence, ces auteurs et bien d'autres encore, recommandaient d'administrer les anthelminthiques à l'époque de la lune décroissante. D'autres médecins sont allés plus loin. Ils conseillaient de n'entreprendre la cure des vers intestinaux que durant les éclipses du soleil !

Nous ne citons ces doctrines que pour mémoire; Nicolas Péchlin est le premier qui s'en déclara l'adversaire, à une époque où ces croyances étaient universellement répandues et admises sans conteste.

Gomez et Odier, de Genève, ont également pensé qu'il y avait une époque plus favorable à l'expulsion des tænias. C'était le moment où des fragments de ces vers se montraient dans les selles. Ils supposaient en effet, qu'à cette époque, le ver est malade, que son irritabilité est augmentée, ce qui se manifeste par la rupture et l'évacuation de ses anneaux, et c'est alors que, selon eux, les remèdes sont vraiment efficaces. (Voyez Davaine. Traité des entoz., 222).

pour le succès de la médication, de ne point agir sur un intestin déjà fatigué par de précédents purgatifs. Et ce repos nous parait avoir une telle importance que nous conseillons même de le prescrire dans tous les cas possibles.

§ 2. Cela fait, on ordonne au malade de manger très peu la veille du jour où il doit prendre la potion anthelminthique des potages, du lait, un peu de pain, surtout au repas du soir, sont les meilleurs aliments. On devine l'importance de cette sobriété. Si le malade encombrait ses voies digestives d'ingesta de toutes sortes, l'action du médicament pourrait être, sinon nulle, du moins insuffisante (1).

§ 3. — Enfin, le jour même ou le malade devra prendre le breuvage tænifuge, un jeûne absolu sera de rigueur (2).

II. — § I. Ces conditions remplies, quel sel de pelletiérine doit-on choisir ?

Les expériences physiologiques que nous avons exposées plus haut nous ont montré que le sel le plus actif était

(1) M. le professeur Laboulbène croit qu'on peut ne pas suivre un régime aussi sévère si, avant de s'administrer le tænifuge, on prend un lavement qui vide le rectum. C'est là d'ailleurs, dans tous les cas, *une excellente précaution.*

(2) Au moment où le travail était terminé, on nous a fait part d'une observation que nous nous sommes empressé d'ajouter à celles que nous donnons plus haut ; observation dans laquelle on voit une malade prise d'hémiplégie passagère, il est vrai, mais bien nette au moment où les phénomènes toxiques de la pelletiérine étaient des plus violents. Sans affirmer que la pelletiérine soit seule la cause de ce trouble nerveux, nous ne pensons pas qu'elle y soit complètement étrangère. Nous avons montré, en effet, que la pelletiérine congestionne l'encéphale; et dès lors il n'y a rien de surprenant à ce qu'elle détermine des désordres céphaliques en rapport avec une abondante vascularisation. Aussi, pensons-nous, qu'il ne serait pas prudent d'administrer la pelletiérine à des malades qu'on peut soupçonner atteints de lésions vasculaires.

incontestablement le sulfate de pelletiérine β. (Voir expériences.)

Ne devons-nous pas en déduire le fait pratique que le sel tænifuge par excellence doit être précisement ce même sulfate ?

Nous serions certainement tentés de le croire.

La clinique, cependant, du moins jusqu'à ce jour, n'accepte pas entièrement cette déduction.

M. le docteur Bérenger-Féraud vient de publier, dans le

(1) Voici les chiffres donnés par M. Bérenger-Féraud, médecin en chef de la marine, membre correspondant de l'Académie de médecine, dans le mémoire qu'il vient de publier et auquel nous renvoyons le lecteur pour les autres détails. (Bull. de thérap. u 30 oct. 1879).

Pelletiérine α. — 22 expériences :
17 succès complets,
3 succès douteux,
2 insuccès.

Pelletiérine β. — 14 expériences :
Sulfate pur : 5 essais :
1 succès.
4 insuccès.
Tannate, 9 essais :
7 succès.
2 succès douteux.

Pelletiérine α et β mélangées :
Sulfate pur, 20 essais
7 succès complets.
7 succès probables.
4 douteux.
Tannate, 30 essais :
24 succès complets.
2 succès probables.
4 insuccès.

Pelletiérine γ. — 11 essais :
Sulfate, 3 essais :
3 insuccès.
Tannate, 8 essais.
8 insuccès.
Tannate, 8 essais :

Bulletin de Thérapeutique un nouveau mémoire fort intéressant sur la valeur tænifuge des alcaloïdes du grenadier. La conclusion est que le tænifuge le plus efficace est l'alcaloïde α. Ce n'est pas que l'alcaloïde β ne soit pas tænifuge; loin de là ; ce sel est fort actif ; mais enfin, dans la série d'observations recueillies à l'hôpital de Saint-Mandrier, l'alcaloïde β a donné des résultats plus heureux.

D'ailleurs, il faut bien le reconnaître, la question n'est pas encore complètement résolue. Ce qui est simplement acquis, c'est que seuls les alcaloïdes α et β sont tænifuges (1) et que α l'emporte aujourd'hui sur l'alcaloïde β.

8 insuccès.

Pelletiérine γ et δ. — 10 essais :

10 insuccès.

Pelletiérine δ. — 11 essais :

Sulfate, 3 essais :

3 insuccès.

Ajoutons, pour être complet, que le mélange des quatre alcaloïdes n'a pas donné des résultats aussi heureux que les alcaloïdes α ou β pris isolément.

(1) On sait que, d'après les recherches de M. Tanret, les sulfates de pelletiérine α et β ne sont pas décomposables par le bicarbonate de soude ; tandis que les sulfates γ et δ sont décomposables par le dernier sel. C'est là un caractère chimique fort important qui distingue nettement les sulfates de pelletiérine tænifuges de ceux qui ne le sont pas.

Cependant, on a élevé quelque doute sur la valeur de ce criterium chimique. Dans le numéro du 10 septembre 1879 du journal de Gubler, M. Petit a publié une observation fort intéressante où il montre un succès rapide et complet obtenu avec une potion contenant 5/6 de sulfates décomposables par le bicarbonate de soude et 1/6 décomposables par la soude, le tout additionné de tannin.

M. Bérenger-Féraud ne pense pas que cette observation infirme les conclusions de son mémoire ; parce que, dit-il, la potion contenait, pas beaucoup, il est vrai, mais un peu de sulfate indécomposable par le bicarbonate de soude ; et que les sels de pelletiérine α ou β peuvent agir, dans des cas spéciaux, à des doses presque minimes. D'ailleurs, de nouveaux essais sont à l'étude.

Nous ne serions nullement étonnés qu'un jour, dans de nouvelles séries d'observations, on constatât la supériorité de l'alcaloïde β sur α; ce qui serait du reste, plus d'accord avec l'action physiologique.

Quoi qu'il en soit, nous conformant aux préceptes de l'éminent médecin en chef de la marine, nous pensons qu'on fera bien de prescrire la pelletiérine α, ou encore un mélange des deux alcaloïdes actifs α et β.

D'autre part, il est certain que le sulfate de pelletiérine pur est souvent inefficace (1) ; mais si on y ajoute une certaine quantité de tannin de façon à former un tannate, on obtient un sel d'une très grande puissance.

Aussi croyons-nous que le sel qu'on doit préférer est le tannate de pelletiérine, ou, pour mieux préciser, du sul fate de pelletiérine α ou α et β (2), additionné d'une certaine quantité de tannin.

§ 2. Quant à la dose, M. Dujardin-Beaumets l'a élevée jusqu'à 0,50 cent.

(1) M. Tanret pense que l'inefficacité du sulfate de pelletiérine est due à sa trop rapide absorption. Le tannate, au contraire, en ne passant que lentement dans les voies circulatoires, reste plus longtemps au contact du tænia et l'empoisonne plus complètement.

(2) Des essais comparatifs du docteur Bérenger-Féraud se dégagent simplement ce fait ; c'est qu'aux doses où les alcaloïdes α et β sont ténifuges, les alcaloïdes γ et δ sont absolument inactifs. Est-ce à dire que ces deux derniers alcaloïdes (γ δ) ne soient pas du tout ténifuges? Nous ne le pensons pas. De même qu'il nous a fallu des doses relativement élevées pour produire avec les sels γ δ, les mêmes effets physiologiques déterminés par les sels α et β à de petites doses ; de même nous pensons qu'avec 2 à 3 grammes des sels γ δ, on pourrait obtenir les mêmes effets thérapeutiques qu'avec 50 centigr. des sels α et β. Des observations fortifiant cette manière de voir manquent assurément ; mais elle résulte d'une façon presque nécessaire de nos expériences physiologiques.

Quoi qu'il en soit, comme les analyses chimiques ont permis d'isoler es alcaloïdes les uns des autres, et de reconnaître les vertus tœnifuges

Dans les commencements on prescrivait 0,25, 0,30 de sulfate de pelletiérine. Cette dose alors parut toujours insuffisante. Il fallut l'augmenter, et en l'augmentant, on obtint des succès plus nombreux. Mais depuis que l'on fait usage du tannate de pelletiérine β ou α, substance incomparablement plus active que le sulfate primitif, nous pensons que 0,50 est une dose un peu élevée. M. Dujardin-Beaumetz est en cela complètement d'accord avec M. Bérenger-Féraud qui, dans un travail déjà cité, a émis l'opinion que 0,40 était une dose bien suffisante.

Cette dose, bien entendu, est celle qui convient à l'adulte. Elle serait encore trop élevée pour les enfants. Nous pensons que, selon les âges, 0,30, 0,25, 0,20 centig. serait une dose fort raisonnable (1). C'est là, d'ailleurs un point qui n'a pas encore été suffisamment étudié, et sur lequel on nous permettra bien de ne pas insister.

de chacun d'eux, on fera bien de prescrire les alcaloïdes α et β, agissent à doses minimes, à l'exclusion des deux autres sels dont l'action n'est pas encore suffisamment connue.

C'est pour ce motif que nous croyons que le mélange des quatre alcaloïdes n'est pas une bonne préparation thérapeutique. La meilleure, à coup sûr, est celle qui ne contient que les sels actifs sous le plus petit volume possible.

(1) Nous avons pensé un moment que, injectée sous la peau, elle pourrait avoir des effets tænicides. Nous espérions que les glandes muqueuses intestinales seraient un émonctoire suffisant pour que les parties d'alcaloïdes éliminées pussent atteindre le ver dans sa vitalité.

Les expériences que nous avons faites jusqu'à ce jour ne nous ont pas permis de conserver cet espoir.

Mais, hâtons-nous de le dire, la question n'est pas définitivement écartée. De nouveaux essais seront tentés ; et peut être un jour arriverons-nous à une solution plus satisfaisante. En attendant, il faut s'en tenir à l'administration de la pelletiérine par l'estomac.

Même remarque pour l'administration de la pelletiérine par le rectum.

Si, pour un adulte, une dose de 0,40 centig. de pelletiérine est fort convenable, on ne voit pas quel avantage il y aurait à la dépasser. On n'augmenterait pas les chances de succès, et l'on aggraverait, sans utilité aucune, l'état vertigineux et déprimé du malade, état qui, en somme, n'a rien de fort agréable.

§ 3. La pelletiérine se donne en potion, dissoute dans un peu d'eau ; le véhicule peut être n'importe quel sirop. M. Dujardin-Beaumetz prescrit du sirop simple.

Mais nous recommandons instamment un sirop, quel qu'il soit d'ailleurs, pour masquer le goût assez âcre de l'alcaloïde. Il est même avantageux, aussitôt après avoir pris la potion, d'avaler un demi-verre d'eau aromatisée ou non, toujours pour faire disparaître la mauvaise saveur (1).

III. — § 1. Et maintenant, questions fort importantes, quel purgatif associer à la pelletiérine ? A quel moment faut-il le donner ? On ne saurait trop insister sur ces détails d'où dépendent le succès de la médication.

Nous avons dit que la pelletiérine était un agent toxique, mais non purgatif par elle-même. Elle tue le ver, mais ne l'expulse pas. Une purge est donc nécessaire pour favoriser cette expulsion.

Nous n'avons vu prescrire, par M. Dujardin-Beaumetz, que deux purgatifs : l'huile de ricin et l'eau-de-vie allemande ; tous les deux comptent des succès. Cependant, M. Dujardin-Beaumetz donne la préférence à la teinture de jalap composée.

Ce choix semble rationnel si on réfléchit à ce que nous avons dit de l'action de la pelletiérine sur les helminthes.

(1) Un verre d'infusion de tilleul édulcoré avec du sirop de fleur d'orange (Fernet).

Au premier moment, le ver est engourdi ; son appareil musculaire est frappé d'impuissance, mais il vit. Ce n'est que ultérieurement, par le séjour prolongé dans un milieu toxique, que le ver meurt.

Eh bien ! dans ces conditions, lorsqu'on administre un purgatif, il peut se présenter deux cas fort différents. Dans le premier, le ver est déjà mort, et alors le purgatif, quel qu'il soit d'ailleurs, entraînera au dehors, et à coup sûr, le tænia inanimé.

Dans le second cas le ver, par le fait d'une résistance plus grande à l'action toxique, est simplement engourdi et capable de s'attacher encore aux parois du tube digestif (1), et alors, ce n'est plus un purgatif quelconque qui convient ici, c'est un drastique qu'il faut administrer, lequel, en ébranlant fortement les tuniques intestinales, détachera le ver et contribuera ainsi à son expulsion.

Et comme en définive il faut prévoir tous les cas, nous conseillons de suivre l'exemple de notre maître, et de prescrire toujours un purgatif drastique, l'eau-de-vie allemande, par exemple (2).

(1) Cette vitalité du ver, bien que plongé plusieurs heures dans un milieu toxique, est attestée par les observations précédentes. Dans un certain nombre, en effet, nous voyons le ver être expulsé vivant. C'est là, à coup sûr, un fait qui milite en faveur d'un purgatif drastique.

(2) On préfère l'eau-de-vie allemande parce qu'elle n'a pas, comme d'autres purgatifs, un goût nauséeux. C'est là, à coup sûr, une qualité dont il faut tenir grand compte, quand on prescrit un tænifuge qui, comme la pelletiérine, provoque parfois de très-importuns vomissements.

Cette règle n'a cependant rien d'absolue. On trouve des malades qui ne peuvent être purgés que par certaines substances. On se rappelle les observations du professeur Laboulbène où il montre des malades dont la constipation ne put être vaincue que par du lait ou du cidre. Dans ces cas insolites, le médecin doit évidemment obéir aux indications qui lui sont fournies ar les habitudes des malades.

§ 2. Le moment où le purgatif doit être pris se déduit également de nos précédentes considérations physiologiques.

Le moment le plus favorable est, à coup sûr, celui où le ver est dans un état d'engourdissement tel, qu'il peut être considéré comme mort. C'est alors un être passif obéissant aux courants intestinaux provoqués. Il serait réellement mort que cela n'en vaudrait que mieux (1).

Or, nous savons que la pelletiérine ne tue pas instantanément le ver ; il lui faut, pour exercer son action meurtrière, un certain temps variant de 10 à 20 minutes. Cette action est assurément bien moins prompte et bien moins énergique dans l'intestin. Là, en effet, se rencontrent des liquides de diverses natures qui peuvent soit altérer l'alcaloïde, soit affaiblir ses propriétés.

Quoi qu'il en soit, on considère une demi-heure, trois quarts d'heure, comme un laps de temps bien suffisant pour déterminer la mort apparente ou réelle du ver. C'est ainsi que M. Dujardin-Beaumetz prescrit toujours 30 gr.

(1) Quand, avant la découverte de la pelletiérine, on prescrivait la décoction d'écorce fraîche de racine de grenadier, on donnait toujours un purgatif, selon le conseil du professeur Laboulbène, et le moment le plus favorable pour l'administration de ce purgatif, était celui où le malade éprouvait dans le ventre la sensation d'un pelotement.

Si, au moment où ce phénomène se produisait, et qui indiquait l'action du médicament sur l'helminthe, on prenait 30 grammes d'huile de ricin, on ne tardait pas à voir dans la première garde-robe une boule blanche, formée d'un ruban dont les tours s'enroulaient les uns sur les autres, et se terminant par un fil dont l'extrémité était légèrement renflée.

C'était le tænia entier, qui sous une influence encore inconnue, prenait cette forme au moment de son expulsion

Cette sensation de pelotement du ver, n'a été que rarement signalée dans les observations précédentes. Elle ne peut donc nous servir à déterminer le moment le plus opportun pour l'administration d'un purgatif à la suite d'une ingestion de pelletiérine.

d'eau-de-vie allemande à prendre 30 à 40 minutes après la potion de pelletiérine,

Aucun insuccès n'a, jusqu'à ce jour, donné tort à cette méthode.

§ 3. Ajoutons qu'une fois la potion prise, il serait difficile de dire dans combien d'heures elle provoquera l'expulsion du tænia. Rien du moins n'est plus variable; mais si, contre toute attente, le malade à la fin du jour n'était pas encore allé à la garde-robe, il serait bon de lui faire prendre un ou plusieurs lavements purgatifs jusqu'à expulsion (1).

Résumons en une formule simple tout ce qui précède :

FORMULE.

I. La veille, le matin, alimentation légère ; le soir, un litre de lait seulement.

II. Le jour même, prendre le matin à jeun la potion suivante (2) :

Tannate de pelletiérine α et β.	0,4
Sirop simple.	20,00 (3).

presque aussitôt avaler un verre d'eau sucrée.

(1) M. Bérenger-Féraud n'est pas de cet avis. Il donne le purgat aussitôt après la pelletiérine ; et le purgatif auquel il donne la préférence, c'est une infusion de séné (10/100), édulcorée avec du sirop d'orange amère. Nous hésitons beaucoup à nous rallier à cette nouvelle méthode qui n'a pas encore suffisamment justifié sa supériorité sur celle adoptée par notre maître, méthode qui, en somme, est encore à la recherche d'un insuccès.

(2) Rappelons qu'un lavement est souvent utile.

(3) Ajoutons que M. Tanret prépare son tannate de pelletiérine, en ajoutant seulement 0,50 centigr. de tannin à 0,40 centigr. de sulfate de pelletiérine α et β. Nous venons d'apprendre que M. A. Petit prépare

III. Quarante minutes après, prendre 30 grammes d'eau-de-vie allemande.

IV. Si quelques heures plus tard (3 ou 4 h.), on ne va pas à la selle, lavement purgatif (1).

Nota. Dans les cas où le ver ne serait pas rendu dans la première selle, examiner les deux ou trois selles suivantes.

Qu'on ne craigne pas les suites de ce médicament. Un peu de vertige (2), un peu de lassitude, voilà tout ce que nous avons le plus souvent observé. Les vomissements, les coliques sont rares ; et dans tous les cas, ils n'ont rien d'inquiétant.

Et puis le succès, le succès rapide sera un ample dédommagement de petit malaise éprouvé. Le malade sera content, et vous le verrez le soir même, oubliant l'épreuve du matin, dîner de fort bon appétit (3).

le tannate d'une autre manière ; pour une partie de sulfate de pelletiérine α et β, il ajoute trois parties de tannin, de façon à former un tannate de pelletiérine d'une composition chimique définie. De plus, M. Petit donne le tannate de pelletiérine en poudre, contenue dans des cachets. En ce moment, on essaie cette nouvelle préparation. Mais, jusqu'à ce que des observations aient été publiées, nous nous en tenons à la préparation de M. Tanret, qui a vraiment donné de beaux résultats.

(1) M. Bérenger-Féraud pense qu'il ne faut pas attendre si longtemps (Voyez son mémoire). Cette constipation opiniâtre qu'on rencontre chez certains malades peut tenir soit à une prédisposition individuelle, soit à la présence du tannin dans la potion de pelletiérine. Dans les cas où cette difficulté d'aller à la selle serait à craindre, nous pensons qu'on ferait bien, avant d'ingurgiter la potion, de prendre un lavement simple selon la pratique du professeur Laboulbène ; ou bien encore d'élever la dose du purgatif.

(2) En conseillant au malade de fermer les yeux pendant la durée du vertige, on en diminue beaucoup la violence. De plus, on ne doit pas s'en plaindre, car, selon la remarque du professeur Laboulbène, il présage une action thérapeutique favorable.

(3) C'est là, assurément, un fait bien remarquable que ce retour rapide du goût et de l'appétit. M. Landrieux y insiste avec de juste raison et fait observer qu'on ne voit rien de pareil à la suite de l'adminis-

V. Avant de terminer ce qui concerne l'administration même de la pelletiérine, qu'on nous permette de dire quelques mots sur la conduite à tenir dans les trois circonstances suivantes, qui se sont d'ailleurs assez rarement présentées. Que faut-il faire dans les cas où le malade vomit soit la pelletiérine, soit le purgatif, et dans les cas où la tête n'a pas été expulsée?

1. Il est bien rare qu'un malade vomisse la potion de pelletiérine, et quand cet accident se produit, il faut distinguer deux cas : le malade vomit presque aussitôt après l'ingestion, ou bien il ne vomit que vingt minutes après.

Dans le premier cas, les vomissements doivent être imputés, non à la pelletiérine, mais à un mauvais état gastrique. Il faut alors suspendre toute médication tænifuge, qui n'aurait d'autre résultat que de fatiguer un peu plus le malade, sans aucun profit pour lui.

Dans le second cas, les vomissements sont provoqués par la pelletiérine. Avant de prendre la potion, le malade ne souffrait nullement de l'estomac : mais depuis qu'il l'a ingérée, il est dans un état de malaise généralisé, il éprouve du vertige ; finalement, il vomit.

Dans ce dernier cas, nous devons faire remarquer que les vomissements ne se produisent que vingt minutes environ après l'ingestion de pelletiérine. Ce temps, qui est nécessaire à l'alcaloïde pour être absorbé, et pour déterminer les phénomènes toxiques que nous connaissons, ce temps, di-

tration du cousso ou de l'écorce de grenadier. Ces anthelminthiques, en effet, inspirent aux malades une telle répugnance qu'il est fort difficile de les décider, en cas d'insuccès, à recommencer l'épreuve. Pendant un certain temps, il leur reste dans la bouche, une saveur horrible qui leur enlève le goût de toute espèce de nourriture. Avec la pelletiérine, rien de semblable. Ce n'est pas là un de ses moindres avantages (Journal de thérap., 25 avril 1879, p. 299).

sons-nous est également suffisant pour permettre aux parties d'alcaloïdes non encore absorbées, d'arriver jusque dans l'intestin, et d'attaquer le ver dans sa vitalité. C'est ainsi que dans les cas rares d'ailleurs, où nous avons constaté des vomissements tardifs, précédés de malaises, vertiges, etc., l'action tænifuge n'a été nullement compromise. Témoin, l'observation que nous avons prise dans le service du professeur Laboulbène. Il ne faut donc pas trop s'effrayer de cet accident quand il n'est que le signe d'une action anthelminthique énergique.

2. Ici, c'est le purgatif qui est rendu. Que faire ? Attendez quelques instants. L'état nauséeux déterminé par la pelletiérine est le plus souvent de très courte durée, et ne craignez pas alors d'administrer de nouveau, soit le même purgatif ; soit un autre purgatif, (quelqu'il soit d'ailleurs, pourvu qu'il purge), si le premier répugne. Ce n'est qu'à cette condition que vous obtiendrez un succès.

3. Pour une raison ou pour une autre ; la tête n'a pas été expulsée. Faut-il recommencer l'épreuve? Ici il faut encore distinguer. Voici un malade atteint de tænia ; on lui donne la pelletiérine ; il ne rend que quelques anneaux.

Devons-nous lui donner une nouvelle dose de pelletiérine, le lendemain même de cet échec? M. Landrieux l'a fait, et avec un plein succès. M. Bérenger-Féraud pense au contraire, qu'il est prudent d'attendre quinze jours à trois semaines avant de redonner la pelletiérine. Cet éminent médecin s'appuie sur ce fait (qui confirme d'ailleurs, en tout point notre manière de voir), que cet alcaloïde paralyse les fibres intestinales et qu'alors, jusqu'à leur retour à l'état normal, toujours très lent, ces fibres sont absolument impropres à déterminer l'expulsion du ver, sous l'influence d'un purgatif quelconque. Bien que cette question ne soit pas encore tout à fait résolue, nous pensons qu'on fera bien, avant de recommencer une nouvelle épreuve, d'attendre quelques jours dont le nombre sera surtout indiqué par l'état du malade.

Voici un autre cas. Un malade a le tænia, on lui donne de la pelletiérine ; il rend presque tout le ver, sauf la partie effilée et la tête. Faut-il redonner la pelletiérine ? Evidemment non. D'ailleurs, attendez, examinez bien les selles du malade pendant un ou deux jours ; il n'y aurait rien de surprenant à ce que vous trouviez dans l'une d'elles les parties du ver qui manquaient tout d'abord. Mais, si malgré de patientes recherches, on ne découvre absolument rien ; comportez-vous comme si le malade était délivré de son tænia ; et attendez l'apparition, dans les gardes robes, de nouveaux cucurbitins pour vous décider à entreprendre un nouveau traitement par la pelletiérine.

VI. La recherche du ver dans les selles n'est pas chose indifférente. Elle exige des soins minutieux sur lesquels nous ne saurions trop insister.

Il faut que les malades se servent d'un vase, au deux tiers rempli d'eau.

Ils ne doivent pas se servir de leurs mains (1) pour aider à l'expulsion du tænia ; le ruban se rompt facilement, et la

(1) C'est là un accident trop commun que la rupture du tænia au voisinage de la tête, par suite de manœuvres intempestives. Si le ver n'est pas tué, il remonte dans les premières portions de l'intestin grêle, et il devient très difficile de l'en chasser. Bien souvent, en effet, les médicaments n'agissent sur la tête que par l'intermédiaire du restant du corps, soumis à des tractions plus ou moins violentes. Si donc le corps du ver vient à manquer, on conçoit que les tænifuges aient peu de prise sur la tête.

De là, aussi, le précepte d'attendre l'apparition, dans les garde-robes, de fragments ou d'anneaux pour recourir à un nouveau traitement.

tête qui aurait pu être entraînée avec le reste du corps, remonte et se fixe à nouveau dans l'intestin.

Les matières rendues doivent être, si elles sont dures, ramollies avec un peu d'eau chaude, et déliées avec une baguette de verre, par exemple. Ce sera d'autant plus aisé que l'abstinence de la veille aura été mieux observée.

Ces petites précautions permettront de découvrir facilement la tête du ver, si elle s'y trouve.

Il peut arriver, dans certains cas, qu'on ne trouve pas la tête du ver. Il ne faut pas trop s'en inquiéter, et prétendre inconsidéremment que le tænifuge est inefficace. L'expulsion de la tête, est à coup sûr, une preuve bien certaine de guérison ; c'est la meilleure. Mais nous pensons que cette guérison peut également être obtenue, bien que la tête du ver ne soit pas découverte dans les garde-robes. Il faut faire attention à ce fait, dit Davaine, c'est que nous nous servons aujourdhui, comme anthelminthique, de substance toxique. Le ver peut très bien être tué, et cependant non entièrement rendu. Dans ce cas, le restant du cestoïde sera expulsé ultérieurement ; et la guérison n'aura pas moins été complète dès le premier jour. (1)

Enfin, il est un autre ordre de fait que nous voulons simplement mentionner. Ce sont les cas dans lesquels on cherche la tête du ver, non plus dans les selles, mais dans l'intestin même du malade, qui, encore porteur d'un tænia, a succombé à une maladie intercurrente.

Nous avons donné deux observations de ce genre. Nous nous rappelons d'une troisième semblable qui nous a été communiquée verbalement par M. le Dr Béranger-Féraud.

Dans ces cas là, chose étrange, quelque minutieuses que soient les recherches, il est impossible de découvrir aucune

(1) Traité des entozoaires, 2e édition.

trace du ver. Comment a-t-il disparu? imbibé des sucs intestinaux pendant une durée de 24 heures a-t-il été digéré, dissous, dans ces mêmes liquides? C'est l'opinion que partagent et M. Dujardin-Beaumetz et M. Bérenger-Féraud.

Arrivé au terme de notre tâche, jetons sur tout ce qui précède un regard rétrospectif.

Nous voyons que l'alcaloïde, découvert par M. Tanret, est un poison énergique, exerçant sur l'homme comme sur les animaux une action paralysante, susceptible d'expliquer les troubles divers qu'il détermine.

Cette même action utilisée contre les entozoaires a fait de la pelletiérine un agent fort précieux de la médication anthelminthique. Nous pensons même, qu'administré selon les règles que nous avons empruntées à la pratique de notre savant maître, M. Dujardin-Beaumetz, il constitue à l'heure actuelle, le meilleur tænifuge connu.

Voilà ce que nous nous sommes efforcé de démontrer.

Y sommes-nous parvenu?

A vous, lecteur bienveillant, qui venez de parcourir ces lignes, déjà trop longues, de nous dire si nos efforts n'ont point trahi notre espoir!

APPENDICE.

I. *Caractères distinctifs des tænias solium et médio-canellata.*

Rien n'est plus facile que de reconnaître un tænia ou un bothriocéphale. Ces deux vers cestoïdes ont des caractères tellement tranchés, qu'il est impossible de s'y méprendre. Même quand on n'a jamais vu ces helminthes, si on se rappelle, entre autres signes, que le tænia porte l'ouverture des organes génitaux sur les côtés même de l'anneau, tandis que le bothriocéphale porte la même ouverture au centre même de l'anneau, on n'éprouvera nul embarras pour les distinguer l'un de l'autre.

Mais il en est tout autrement, s'il s'agit de déterminer l'espèce de tænia, solium ou *medio-canellata*, qu'on peut avoir sous les yeux.

Et c'est parce que cette distinction offre quelques difficultés, que nous avons cru utile de reproduire ici le tableau suivant, donné par le professeur Laboulbène, dans le tome 85, p. 206, du Bullet. de thérap. (1873).

TÆNIA SOLIUM.	TÆNIA MEDIOCANELLATA.
Cucurbitins quadrangulaires d'autant plus allongés qu'ils sont plus éloignés de la tête ; pores génitaux le plus souvent régulièrement alternes.	*Cucurbitins* plus grands que ceux du tænia solium, très larges, à pores génitaux nullement alternes ; quatre ou cinq du même côté suivant les uns les autres sans alterner.
Tête très petite, pourvue de quatre ventouses, et d'une double couronne de crochets ; rostre un peu proéminent.	*Tête* sans crochet, assez grande, inclinée sur un de ses bords, avec quatre ventouses noirâtres ; partie antérieure coupée presque en ligne droite, ou très peu avancée.

Corps long, à cou effilé.	*Corps* très long, large, épais ; cou plus court que celui du tænia solium.
Œuf arrondi, à coque épaisse.	*Œuf* un peu ovale, à coque épaisse.
Symptômes offerts par le malade. Moins prononcés qu'avec le tænia mediocanellata ; le ver ne sort pas ordinairement par cucurbitins séparés et vivaces, malgré la volonté du malade, pais plutôt par anneaux réunis et dans l'acte de la défécation.	*Symptômes offerts par le malade.* Plus prononcés qu'avec le tænia solium ; le ver a des cucurbitins vivaces, très incommodes, s'échappent d'eux-mêmes par l'anus, malgré la volonté du malade, et dans l'intervalle des gardes robes.

Paris. — A. PARENT, imp. de la Faculté de Médecine, r. M.-le-Prince, 29-31

www.ingramcontent.com/pod-product-compliance
Ingram Content Group UK Ltd.
Pitfield, Milton Keynes, MK11 3LW, UK
UKHW020151200726
13856UKWH00003B/939